뇌혈관 전문의사 허준의
뇌졸중 이야기

뇌혈관 전문의사 허준의 뇌졸중이야기

허준 지음

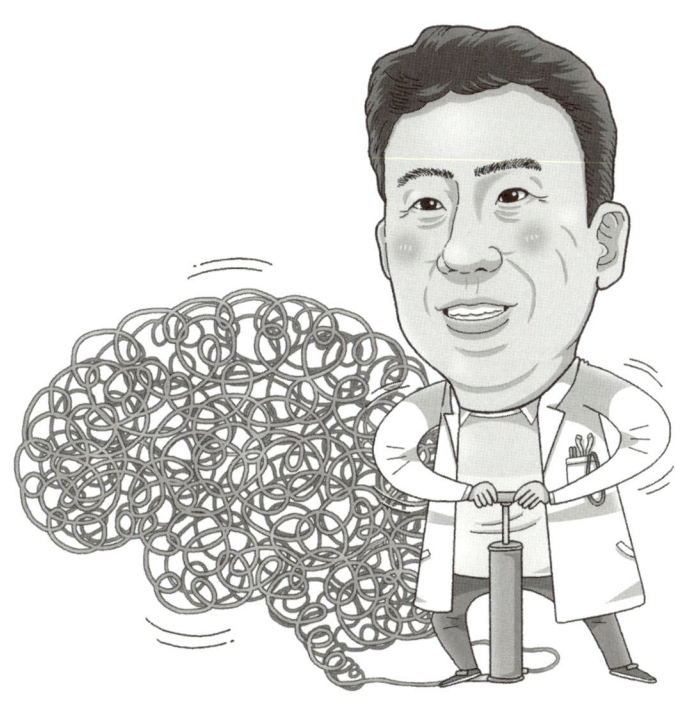

파톤치드

추천사

뇌졸중 예방으로
더욱 건강한 삶을

••• 뇌졸중에 관한 지식이 두터운 사람도, 그렇지 못한 사람도 뇌졸중에 대한 한 가지 사실만은 아주 잘 알고 있다. 뇌졸중이 상당히 무서운 질환이라는 사실! 왜 아니겠는가. 뇌졸중은 암 다음으로 높은 사망률을 보이고 있는 질환이고, 연령이 높아질수록 발생률이나 유병률이 증가한다. 여기에 뇌졸중은 그 자체만의 문제로 끝나지 않고 더 치명적인 후유증과 장애를 남기기도 한다.

이렇게 무서운 뇌졸중에 대비하는 방법을 미리 알아 두고, 나아가 예방까지 할 수 있다면 얼마나 좋을까? 그런 의미에서 허준 원장의 《뇌졸중 이야기》 출간 소식은 뇌졸중이 발병한 환우와 가족들, 그리도 뇌졸중이 두려운 일반인들에게 희소식이 아닐 수 없다. 저자는 여러 사례와 만화를 통해 뇌졸중을 알기 쉽게 설명하고, 대비책과 예방법을 확실하게 짚어 준다.

저자가 의무원장으로 재직 중인 명지성모병원은 뇌혈관 전문병원으로, 전문의들이 24시간 뇌혈관수술과 혈관내시술을 동시에 수행할 수 있는 병원으로 유명하다. 전문의가 하이브리드 수술·시술을 집도하는 만큼 빠른 대처와 질 높은 의료 서비스로 환자의 예후나 만족도가 굉장히 높다.

《뇌졸중 이야기》에는 의료 현장에서 환자들과 함께 웃고 울었던 저자의 경험이 고스란히 녹아 있다. 이 책은 뇌졸중을 막연히 두려워하고 무서워하는 사람들에게 귀중한 지침이 되어 줄 것이다.

뇌졸중은 무서운 질환이지만 대비책과 예방법을 알고 있으면 얼마든지 극복할 수 있다. 이 책을 통해 보다 많은 사람이 건강하고 활기찬 삶을 영위하기를 진심으로 바란다.

국회의원 윤종필

추천사

뇌혈관 질환은
시간과의 싸움이다

●●● 뇌혈관 치료의 트렌드는 하루가 다르게 급변하고 있다. 뇌졸중·뇌출혈과 같은 뇌혈관 질환은 환자의 상태에 따라 뇌혈관수술 또는 혈관내시술을 제때 신속히 시행하는 것이 중요하다. 뇌혈관 질환이 발병한 환자를 살리기 위한 골든타임을 사수해야 하는 것도 이러한 이유 때문이다. 응급 상황이 발생했을 때 재빠르게 대처할 수 있는 검사·치료 시설, 전문성과 경험이 풍부한 의료진의 뒷받침이 필수적이다.

명지성모병원은 2011년에 국내 유일의 뇌혈관 전문병원으로 지정된 이후, 5년 연속 급성기 뇌졸중 적정성 평가에서 1등급을 받아 뇌혈관수술우수병원인증을 통해 지속적인 발전을 거듭했다. 뿐만 아니라 국내 뇌혈관 질환 치료의 견인차 역할을 하고, 뇌졸중 치료 전문병원으로서 입지를 공고하게 다져 나가며 주목받고 있다.

이 책의 저자이자 명지성모병원의 의무원장인 허준은 뇌혈관수술과 뇌혈관내중재시술에서 탁월한 실력을 인정받은 신경외과 전문의다. 가톨릭대 성빈센트병원 조교수를 역임하였으며 대한뇌혈관내수술학회 뇌혈관수술 인증의로 선정되기도 했다.

그는 평소에도 '뇌혈관 질환은 시간과의 싸움'이라는 소신을 강조했고, 환자가 찾아왔을 때 최상의 치료를 빠르게 시행할 수 있어야 뇌혈관 전문병원에 걸맞은 전문성과 색깔을 가질 수 있다고 주장했다. 그는 신경외과를 중심으로 탄탄한 팀워크 구축에 최선을 다하며 현장에서 열심히 뛰고 있다.

그런 허준 원장이 뇌졸중의 원인과 응급 처치법, 수술과 치료, 재활, 그리고 예방책에 이르기까지 방대한 노하우를 담은 책을 출간함으로써 일반인들이 뇌졸중을 이해하고 올바르게 접근하는 데 있어서 이 책이 주춧돌 역할을 할 것이라고 믿어 의심치 않는다. 《뇌졸중 이야기》 출간을 계기로 더 많은 사람이 뇌혈관 질환의 공포에서 벗어나 건강하고 행복한 삶을 누릴 수 있기를 희망한다.

대한병원협회장 홍정용

프롤로그

뇌졸중,
대응하고 치료하고 예방하라!

••• 뇌졸중 환자의 약 70%는 초기 증상을 인식하지 못해 사망에 이르거나 심각한 후유증을 안고 살아간다. 이런 이유로 뇌졸중은 '침묵의 저격수'라고 불린다. 대한뇌졸중학회에 따르면 뇌졸중은 전 세계 인구 6명 중 1명이 경험하는 질환이며, 세계적으로 2초에 1명씩 발병한다. 미국에서는 매년 약 80만 건의 뇌졸중이 발생하는데, 이중 10%가량이 45세 이하의 젊은 층에서 일어나고 있다.

뇌졸중은 혈전이나 출혈로 인해 뇌로 가는 혈액의 흐름이 지장을 받아 생기는 질병으로, 어느 연령층에나 큰 타격을 주는 것이 특징이다. 그런데도 뇌졸중은 대표적인 노인성 질환으로 알려져 있다. 하지만 실제로는 젊은이들이 받는 피해가 더 심각하다. 인생에 있어 가장 활동을 많이 해야 할 황금 시기에 뇌졸중이 발생하면 그 후유증이 크다. 미국의 《뇌졸중 저널(Journal of Stroke)》에 실린 연구에 따르면, 미국에서 50세 이전에 뇌졸중이 발생한 사람의 3분의 1이 이후 10년 동안 스스로의 힘으로 살아가지 못한 것으로 나타났다. 뇌졸중은 65세 이상의 노인 층에서는 점점 줄어들고 있는 반면, 젊은 층에서는 증가하고 있다. 그 이유는 젊은 층에서 비만이나 고혈압을 가진 사람, 과중한 스트레스에 시달리는 사람이 많기 때문이다.

뇌졸중이 무서운 질병으로 악명을 떨치는 상황은 우리나라 역시 예외가 아니다. 60세 이상 사망 원인 1위는 다름 아닌 뇌졸중이다. 한 해 10만 5,000명의 뇌졸중 환자가 발생하고, 20분에 한 명씩 사망한다. 최근에는 30~40대 발병률이 상승 곡선을 그리고 있다. 특히 연령층의 절반가량이 담배를 피우는 30~40대 남성들이 뇌졸중에 노출되어 있다. 따라서 하루라도 빨리 더 많은 사람이 뇌졸중의 심각성을 자각하고, 뇌졸중에 대응하고, 뇌졸중을 치료하고, 뇌졸중이 발병하기 이전에 예방하는 풍토가 자리 잡혀야 한다.

뇌혈관 치료 트렌드는 하루가 다르게 급변하고 있다. 뇌졸중, 뇌출혈 등 뇌혈관 질환은 환자 상태에 따라 뇌혈관수술 또는 혈관내시술을 제때 신속히 시행하는 것이 중요하다. 더욱이 뇌졸중·뇌출혈 등의 환자를 살리는 '골든타임' 사수를 위해 응급 상황 시 재빠르게 대처할 수 있는 검사 및 치료 시설과 함께 전문성과 경험을 갖춘 의료진 간의 협업이 필수다.

또 하나의 중요한 포인트는 뇌혈관 질환은 시간과의 싸움이라는 것이다. 뇌출혈, 뇌졸중이 발병했을 때 환자들이 최상의 치료를 빠르게 시행할 수 있는 뇌혈관 전문병원에서 치료받을 수 있어야 한다.

뇌졸중 전문의로서 그간 뇌졸중에 대해 열심히 공부했고, 의료 현장에서 환자들을 적극적으로 치료했다. 그러던 도중에 뇌졸중의 위험성을 널리 알려 수많은 뇌졸중 환자와 뇌졸중 발병의 위험을 안고 사는 일반인들에게 도움이 되어야겠다는 생각을 했다.

책을 집필하면서 가장 중요하게 생각한 것은 '독자들이 뇌졸중의 위험성과 예방법을 어렵지 않게 받아들일 수 있어야 한다'는 점이었다. 그래서 본문에 그동안 내가 치료한 수많은 환자의 사례와 통계 자료, 연구 결과를 활용했다. 그리고 파격적으로 만화를 도입함으로써 재미와 의료 정보 습득의 두 마리 토끼를 잡았다.

뇌졸중을 앓아 본 환우들과 뇌졸중에 대해 대강의 특성만 파악하고 있는 이들 사이에도 공통점이 있다. 그것은 바로 '뇌졸중은 후유증을 남기는 무서운 질병'이라고 인식하고 있다는 것이다. 그런데 공포라는 감정은 실체를 알 수 없는 대상에 대한 막연한 두려움에서 유발되는 경우가 많다. 이 책으로 인해 많은 사람이 뇌졸중의 실체를 보다 구체적으로 이해했으면 한다. 독자들이 뇌졸중의 공포에서 벗어나 뇌졸중을 극복하고 예방할 수 있는 용기를 갖게 되길 희망한다.

출간하기까지 도움을 주신 많은 분들께 고마움을 전한다. 나를 신경외과 의사로 키워주신 부모님, 지금의 신경외과 의사가 되기 위해 자식 같이 가르쳐 주신 가톨릭대학교 신경외과 교실 교수님들 특히, 가톨릭대학교 성빈센트병원 이상원 교수님과 성재훈 교수님께 감사를 드린다.

명지성모병원 의무원장 허 준

목차

추천사 — 4
프롤로그 — 8

Preview 만화로 보는 뇌졸중 이야기 — 16

PART 1
뇌졸중에 관한 오해와 진실

01	뇌졸중 갑론을박	— 54
02	두통, 우습게 보지 마세요	— 58
03	뇌졸중이 젊어진다?	— 63
04	뇌졸중이 무서운 진짜 이유	— 67
05	30, 40대를 긴장시키는 뇌	— 71
06	여성은 왜 뇌졸중에 약할까?	— 76

PART 2
구해 줘요, 119

07	환자의 운명을 좌우하는 골든타임	– 82
08	넥타이부터 풀어야 하는 이유	– 87
09	일단 병원부터 갑시다!	– 91
10	뇌졸중 명명백백	– 96
11	증상이 호전되어도 방심은 금물!	– 102

PART 3
당신의 생활 속에 뇌졸중이 있다

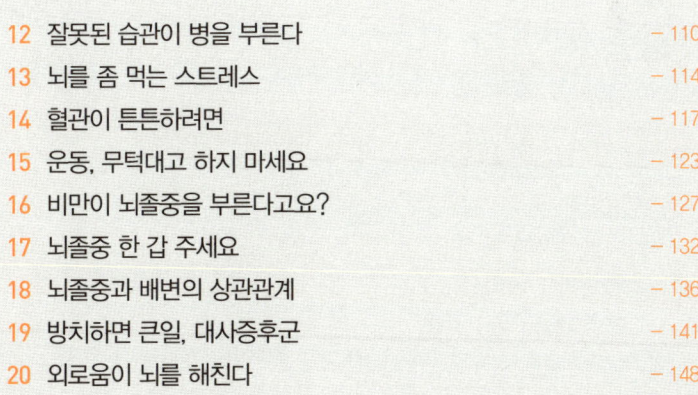

12	잘못된 습관이 병을 부른다	– 110
13	뇌를 좀 먹는 스트레스	– 114
14	혈관이 튼튼하려면	– 117
15	운동, 무턱대고 하지 마세요	– 123
16	비만이 뇌졸중을 부른다고요?	– 127
17	뇌졸중 한 갑 주세요	– 132
18	뇌졸중과 배변의 상관관계	– 136
19	방치하면 큰일, 대사증후군	– 141
20	외로움이 뇌를 해친다	– 148

PART 4
칠전팔기의 노력으로, 뇌졸중 치료

21	선생님, 합병증이 무서워요	– 156
22	치밀하고 완벽하게, 뇌졸중 수술	– 161
23	환자여, 절망하지 말지어다	– 166
24	재활의 성패, 마음먹기에 달렸다	– 172
25	호흡도 재활한다	– 177
26	때로는 환자보다 가족이 더 아프다	– 182

PART 5
제발! 재발을 막아라

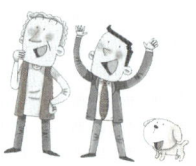

27	진정한 완치는 없다?	– 190
28	뇌신경을 살려야 뇌가 산다	– 194
29	관리가 재발을 막는다	– 198
30	집안 환경도 관리하세요	– 203
31	그래도 재발이 찾아오면	– 209

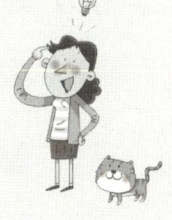

PART 6
최선의 방어책, 예방

32	뇌졸중을 막는 밥상	- 216
33	다이어트는 내일부터?	- 221
34	스트레스, 도저히 피할 수 없다면	- 226
35	혈관 건강, 미리 관리하세요	- 231
36	이제는 담배를 끊어야 할 때	- 235

부록
뇌졸중 예방을 위한 사계절 식단과 레시피 - 239

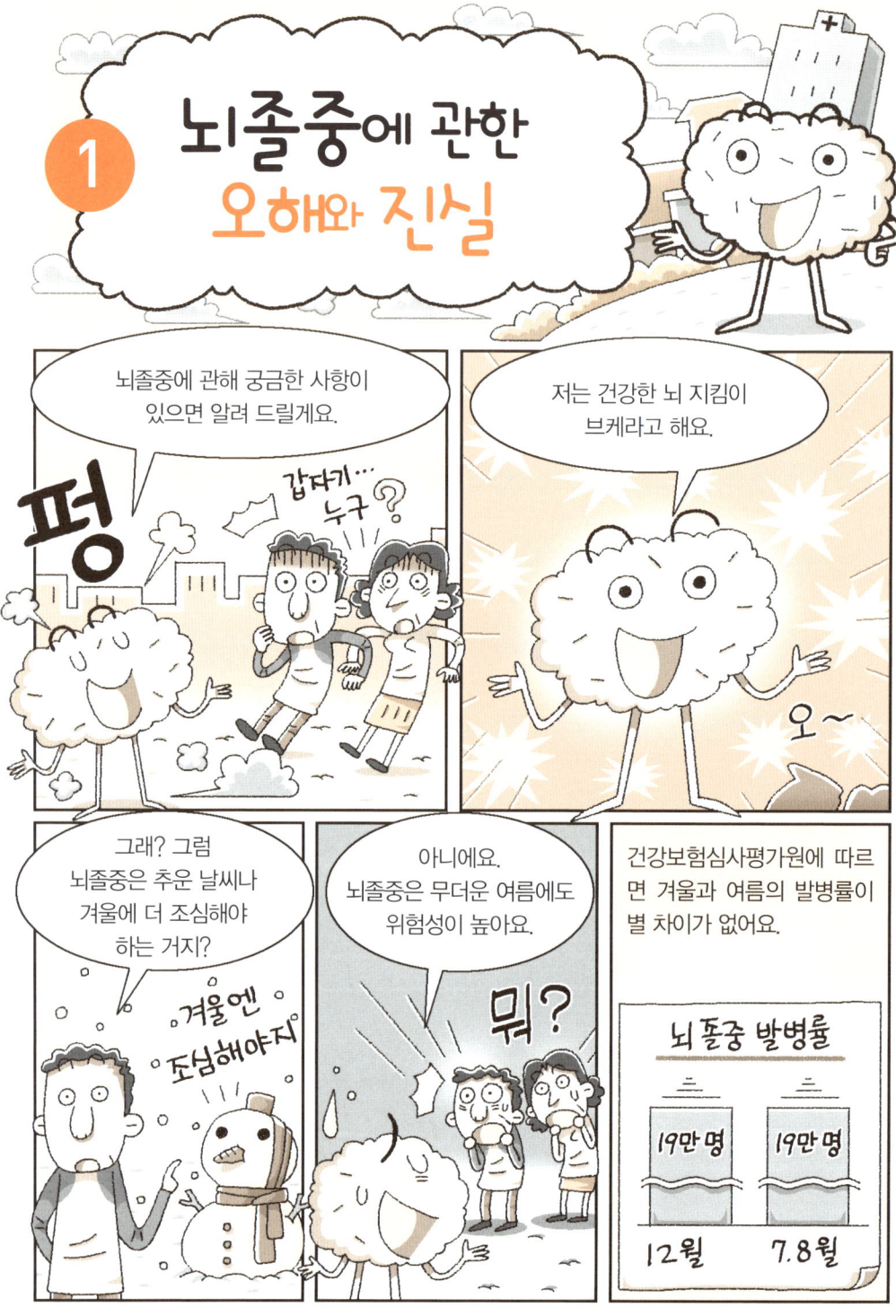

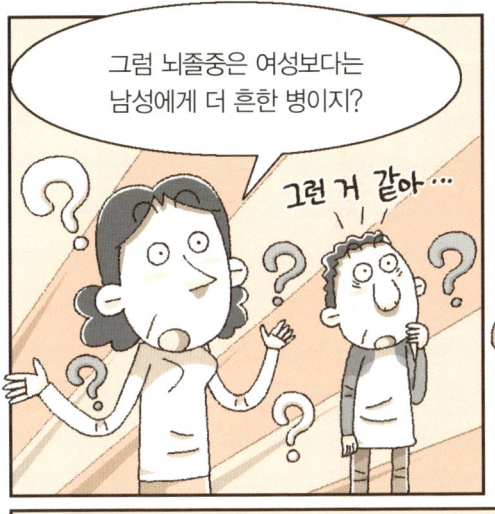
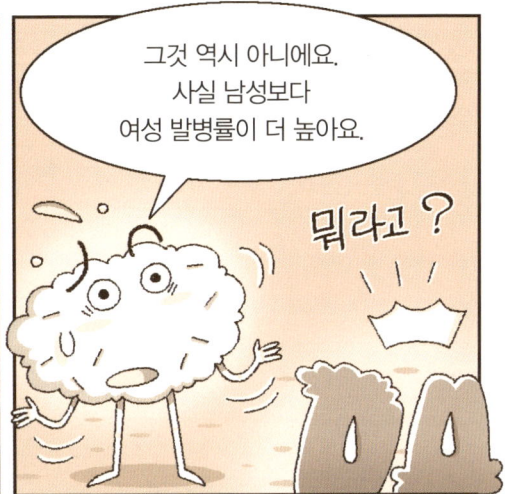
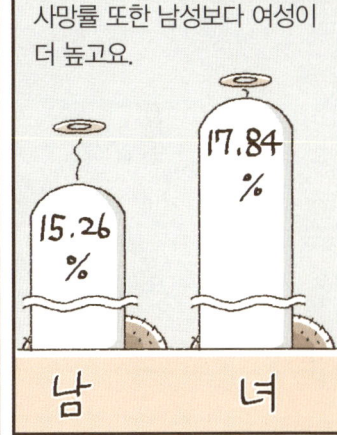
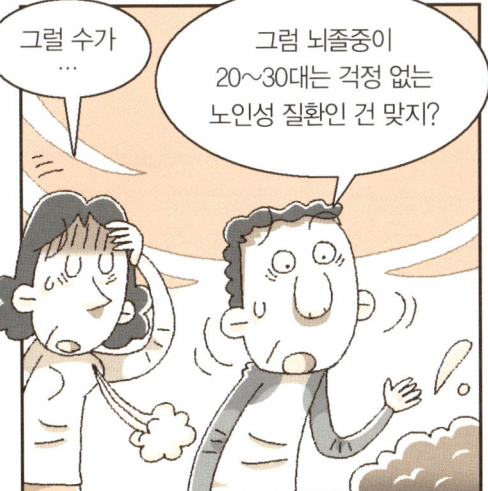
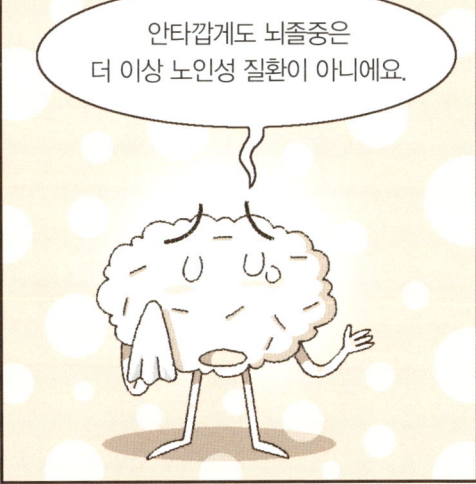

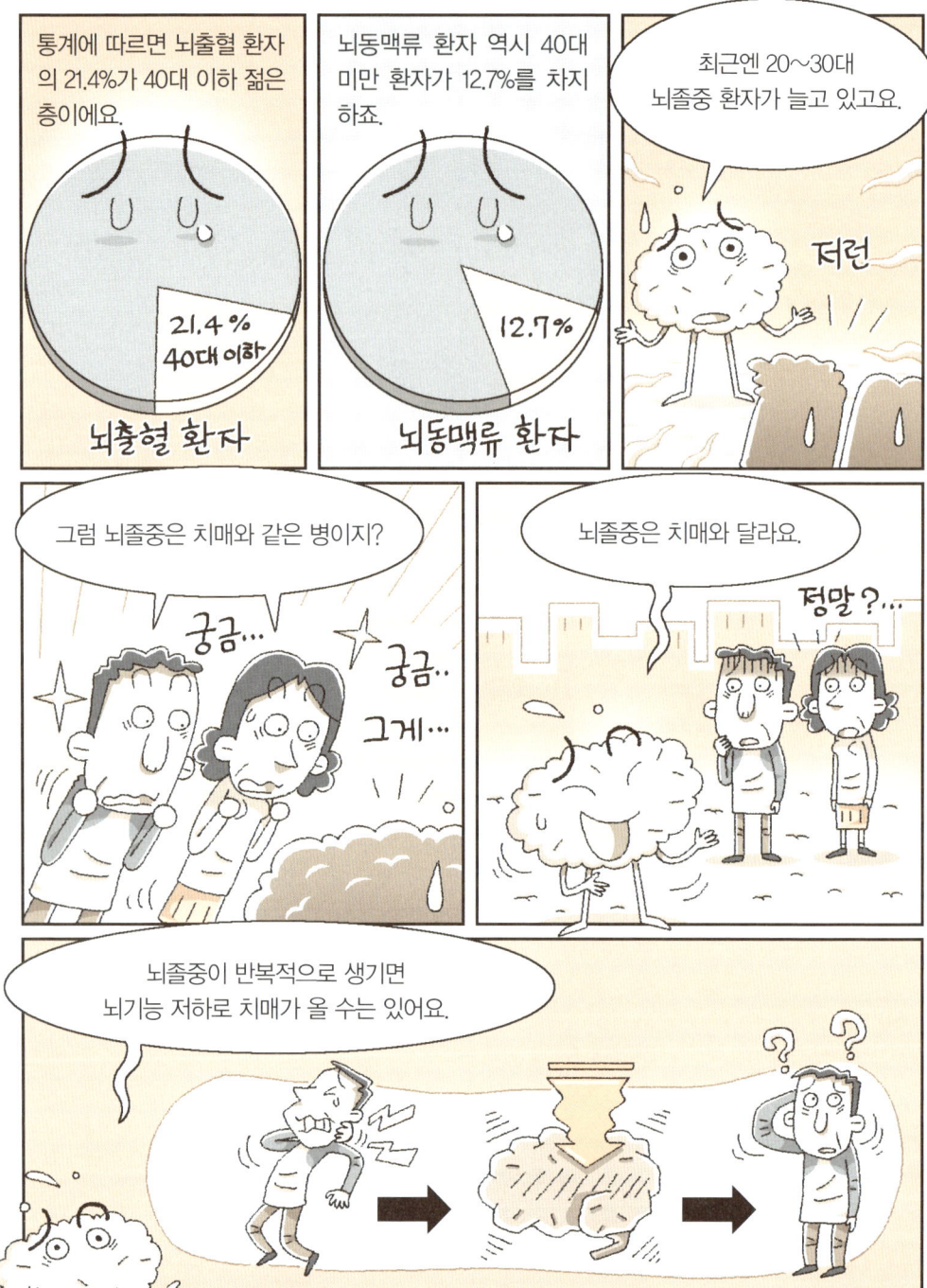

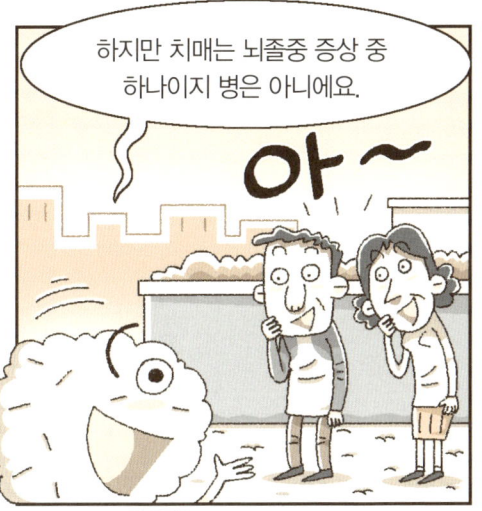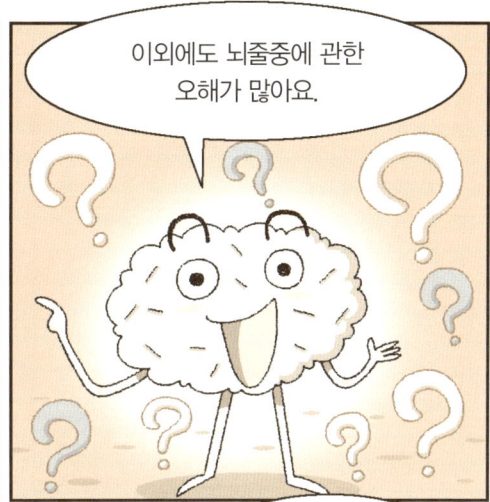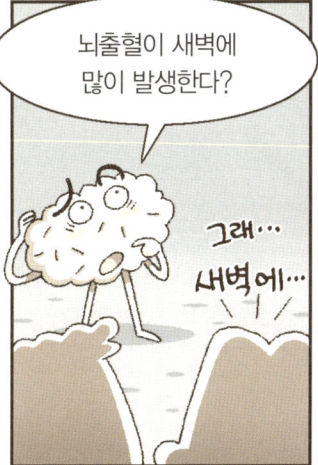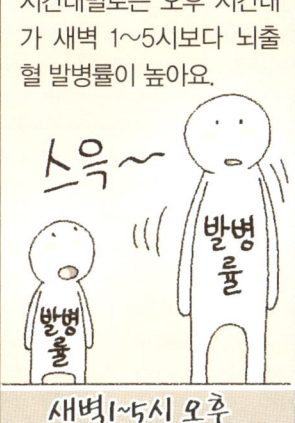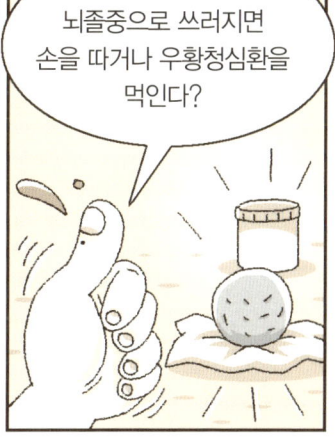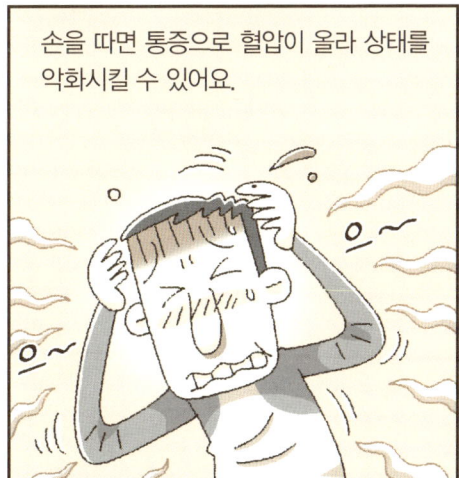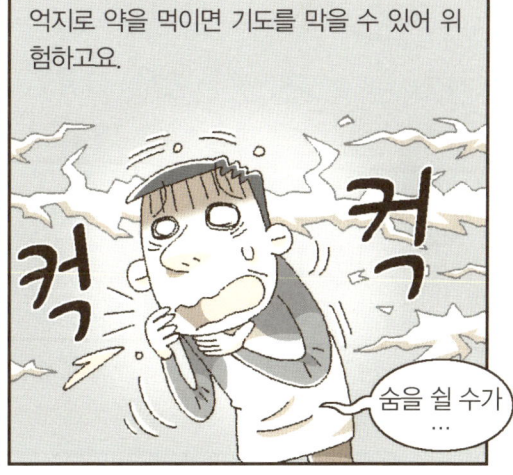

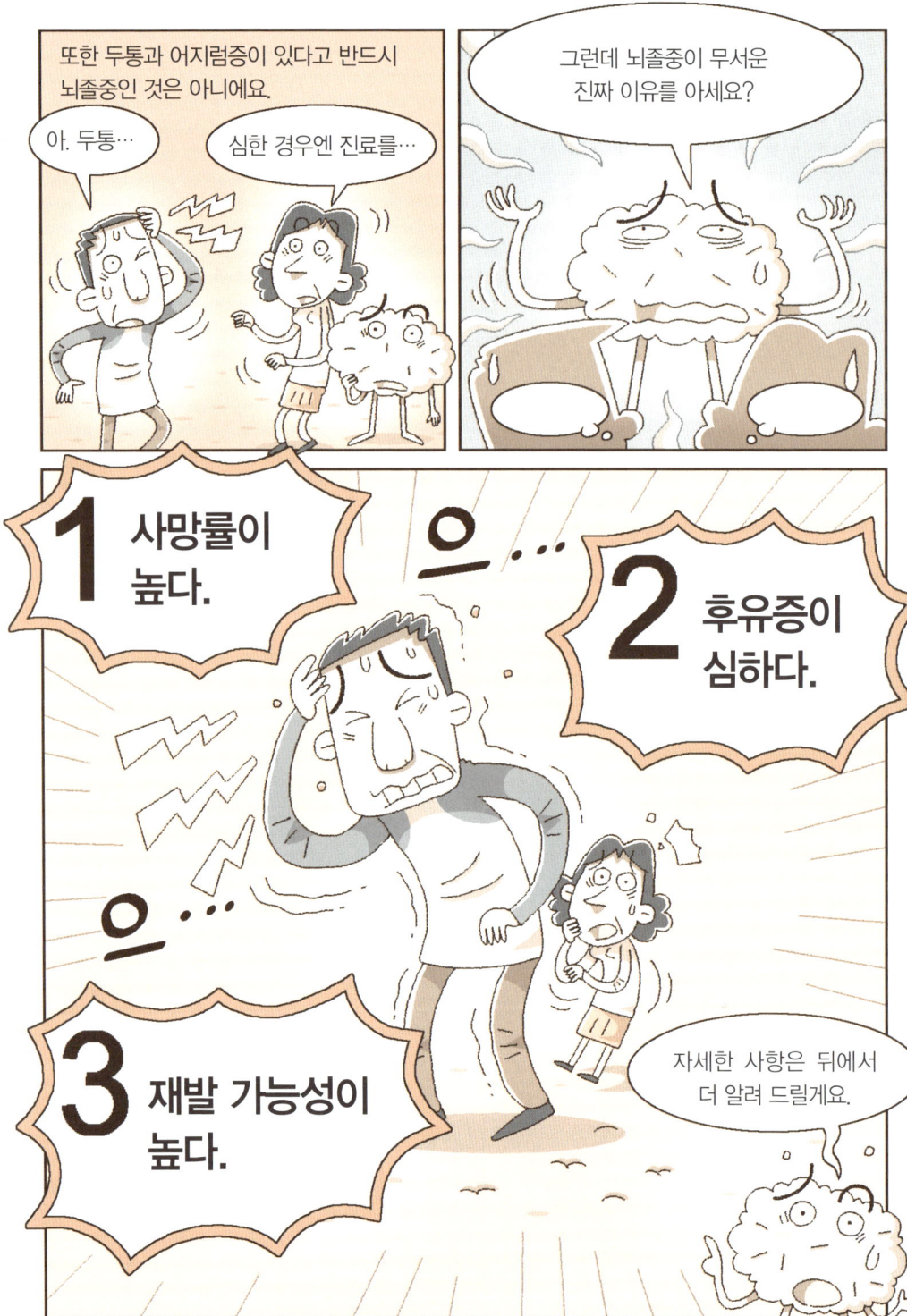

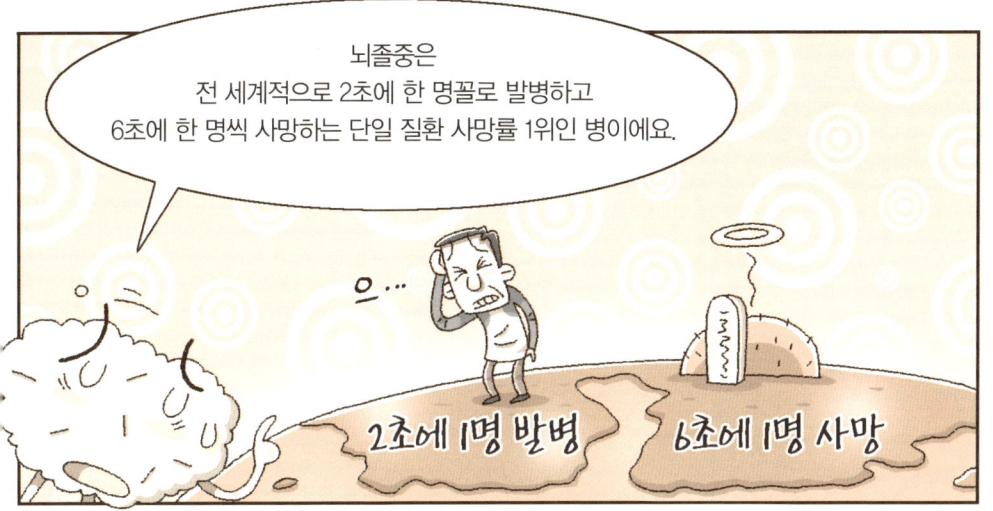
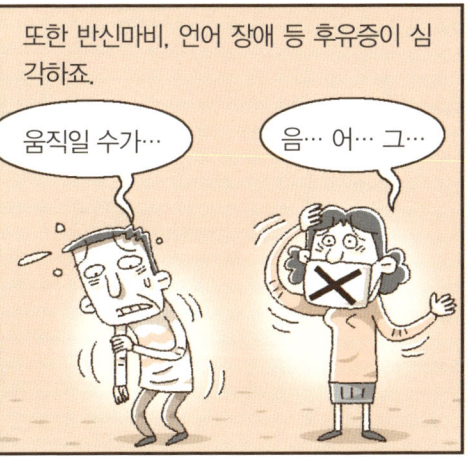
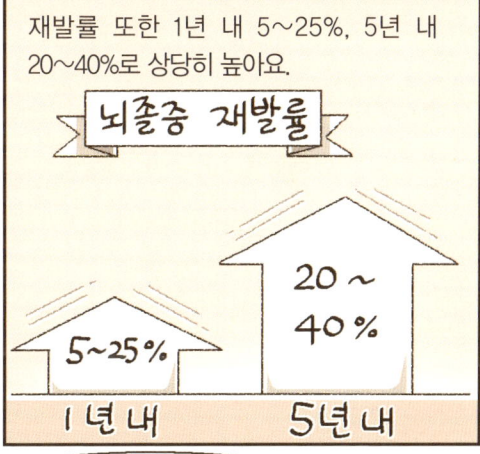
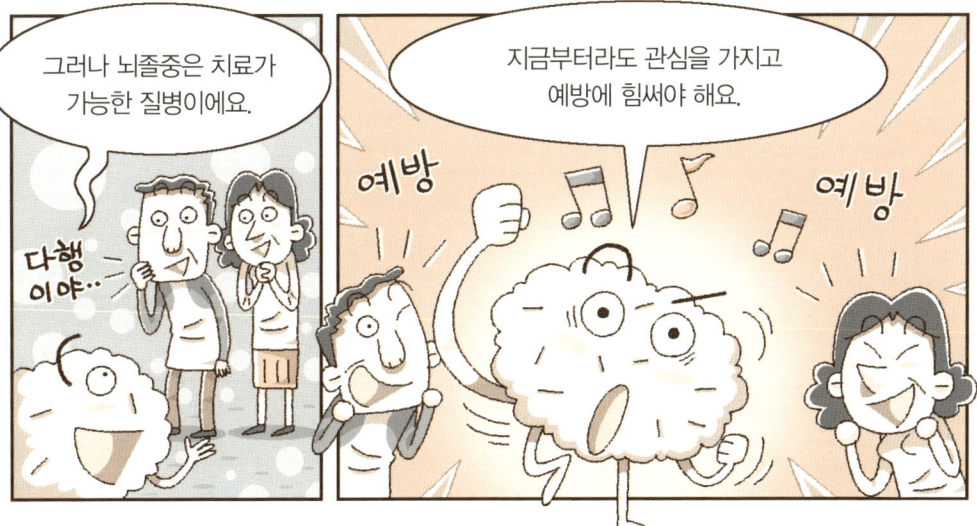

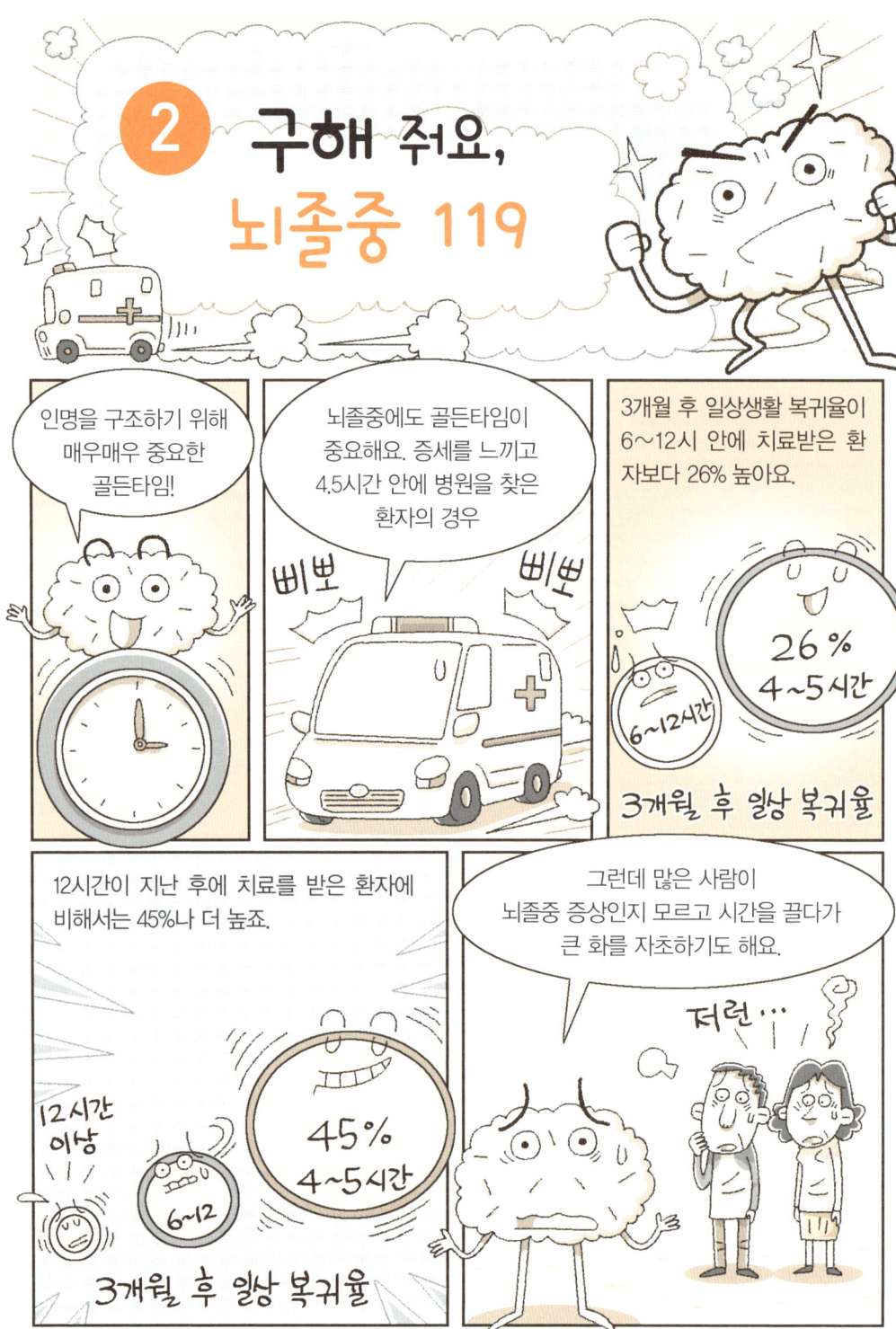

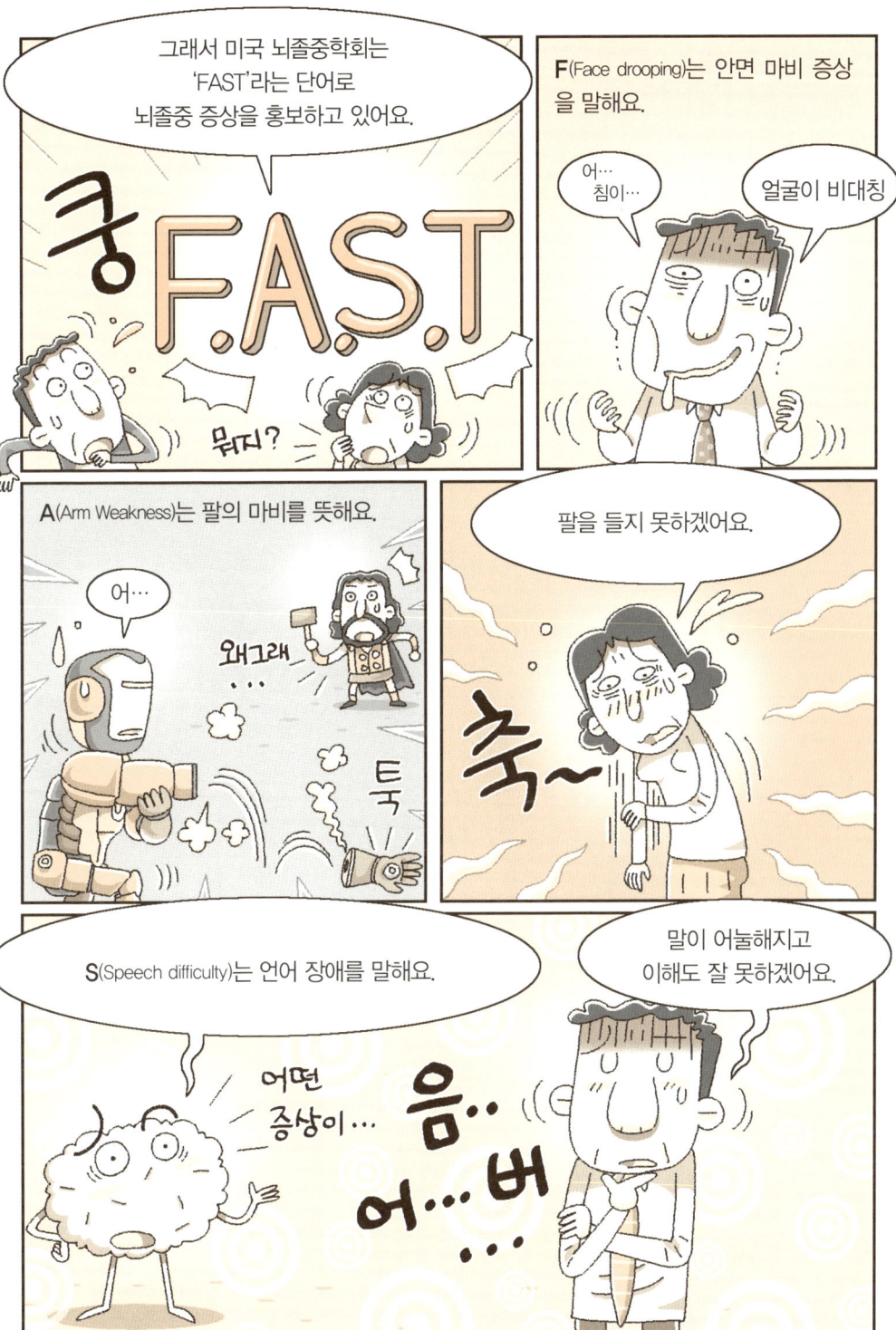

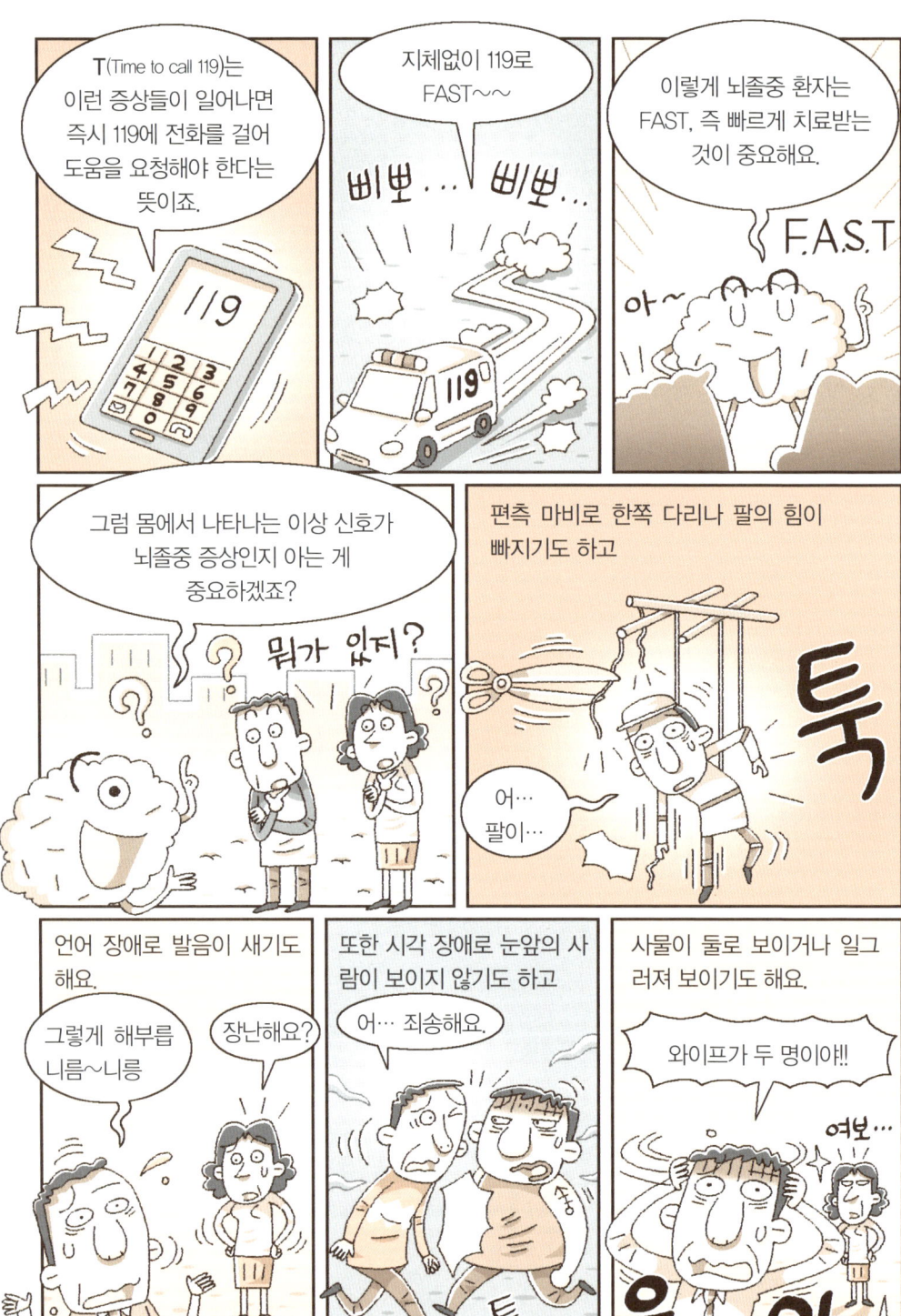

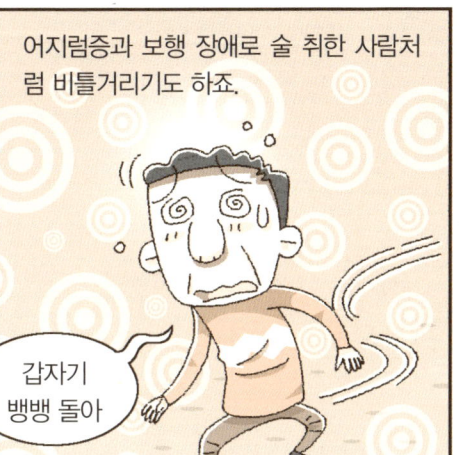
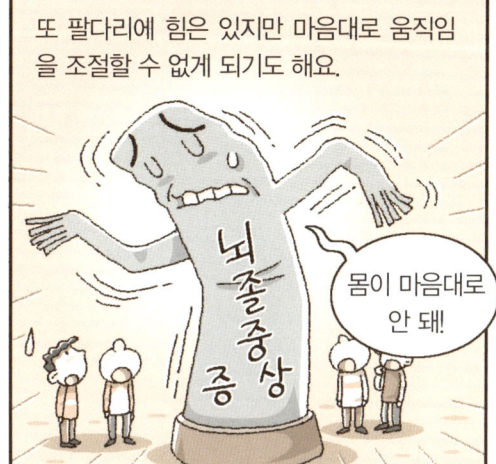
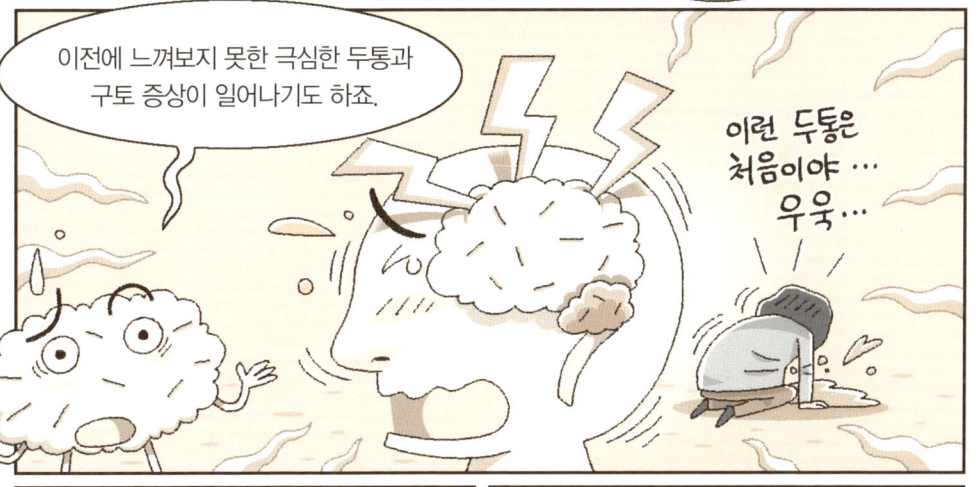
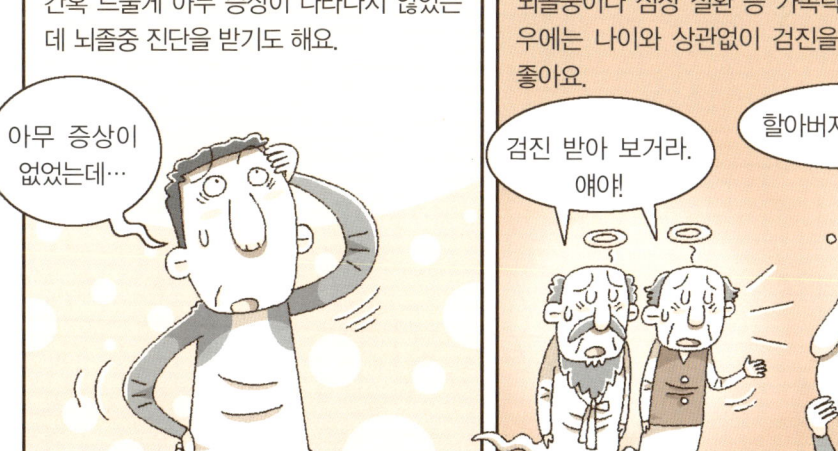

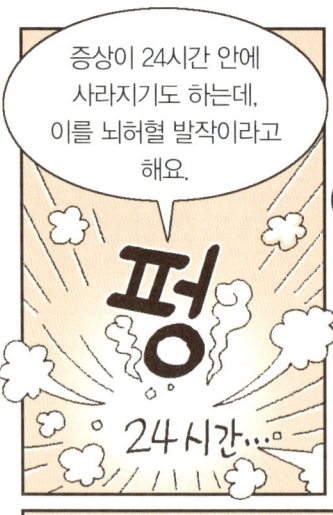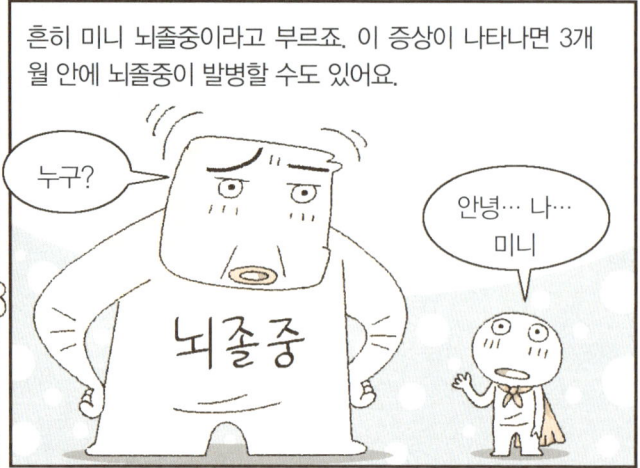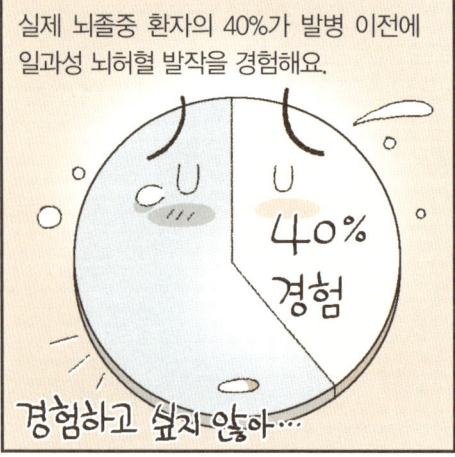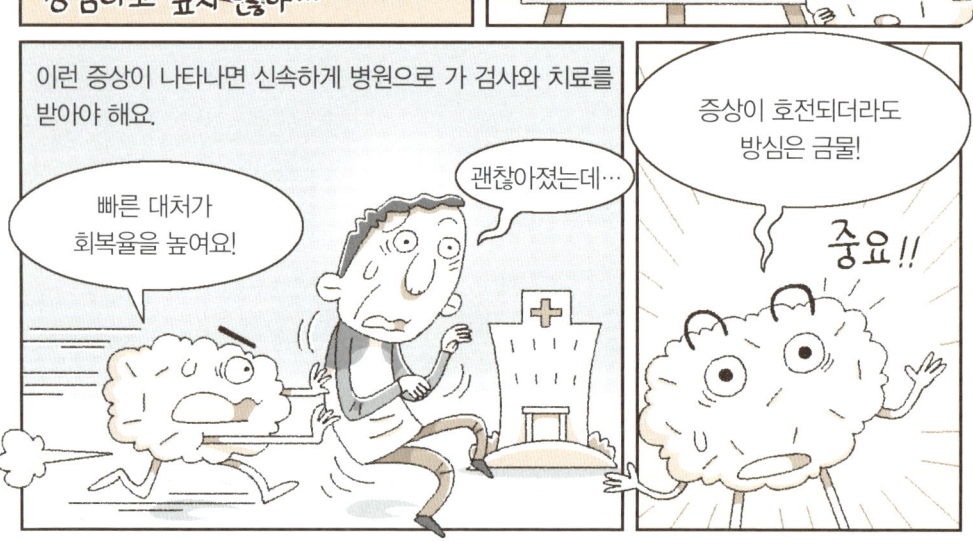

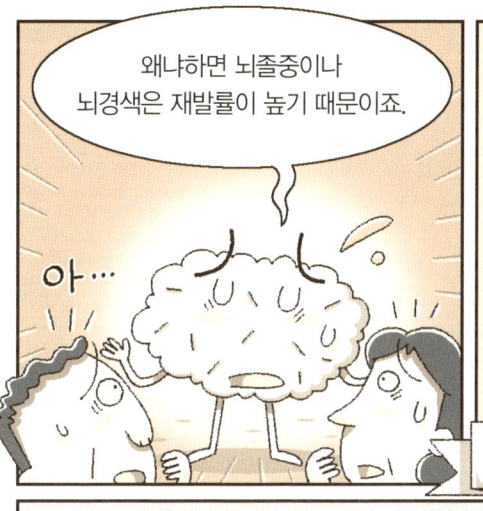
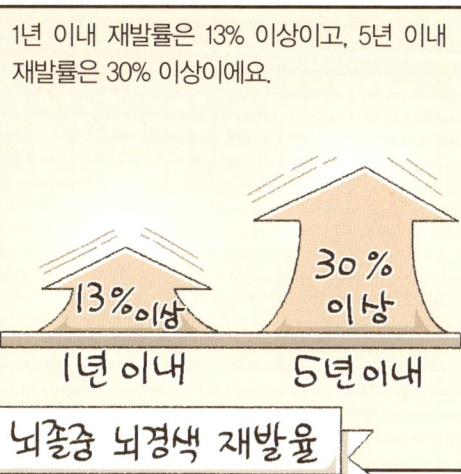
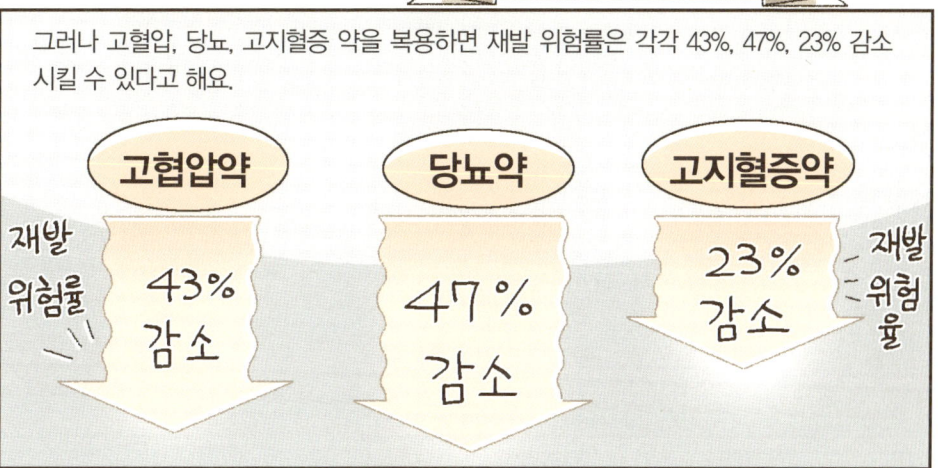
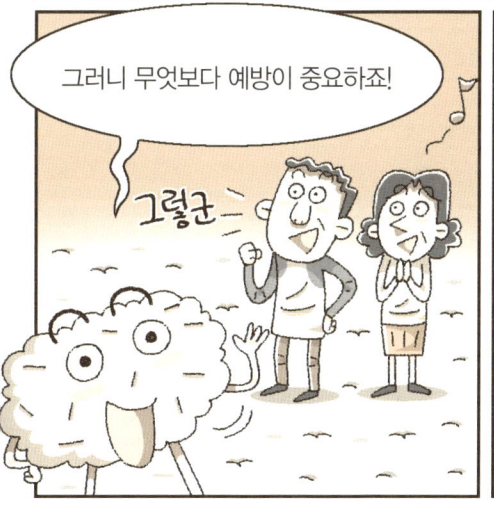
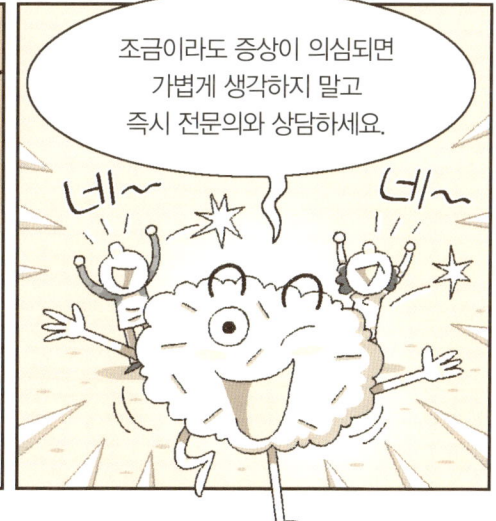

3. 당신의 생활 속에 뇌졸중이 있다

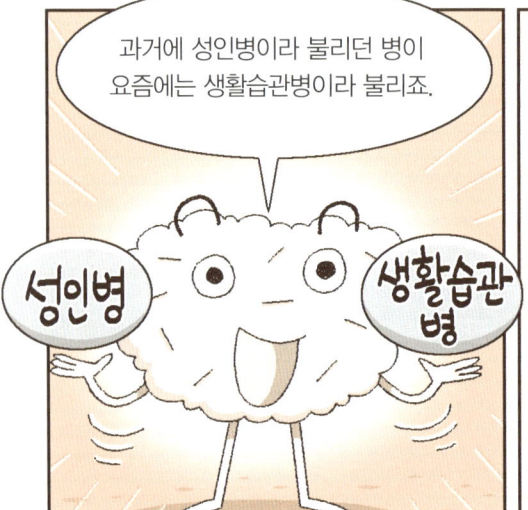

과거에 성인병이라 불리던 병이 요즘에는 생활습관병이라 불리죠.

생활습관병은 식습관과 운동 습관, 흡연, 음주 등 생활 습관이 영향을 미치는 질환을 말해요.

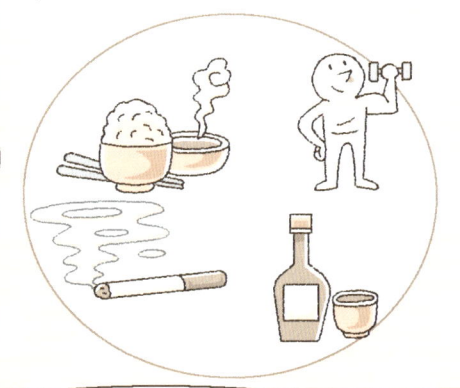

캐나다 대학의 한 연구 팀이 뇌졸중을 불러오는 5가지 위험 요인을 밝혔어요.

고혈압, 흡연, 스트레스, 나쁜 식습관, 복부 비만이 뇌졸중 위험 요인의 80%를 차지했죠.

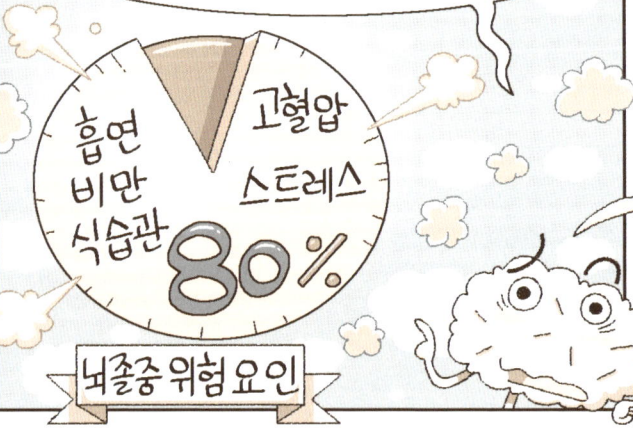

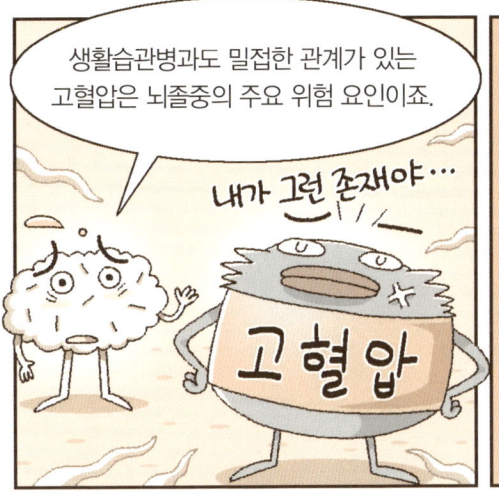
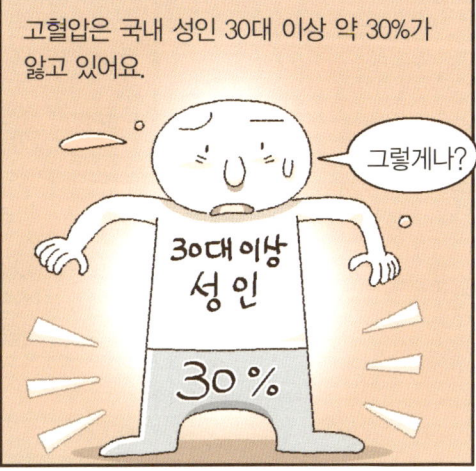
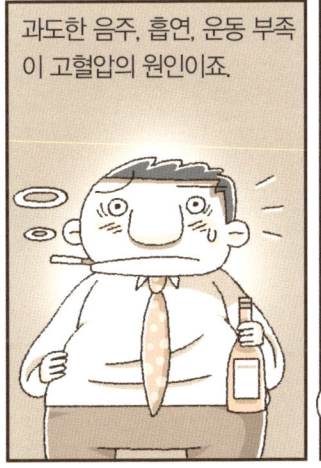
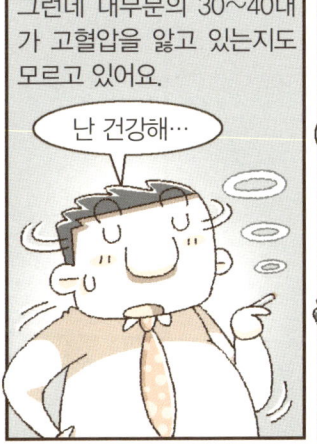
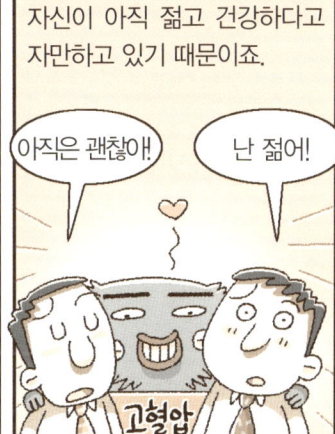
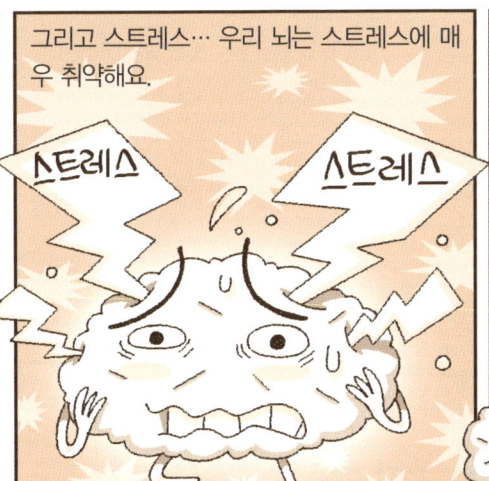
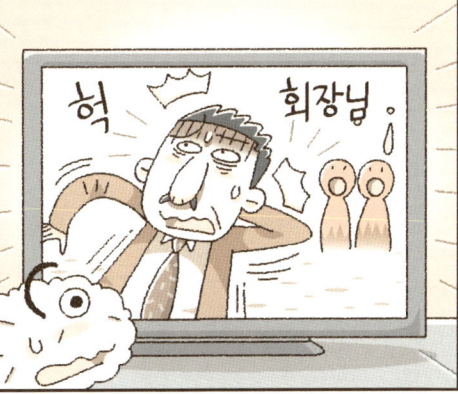

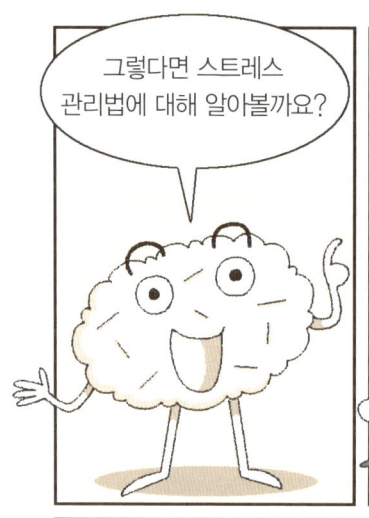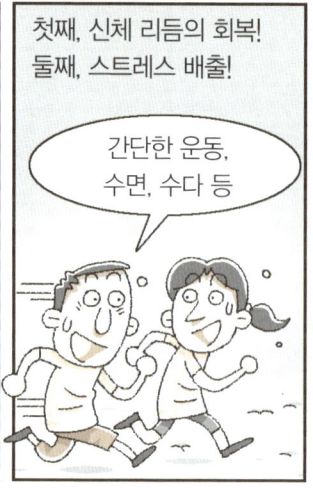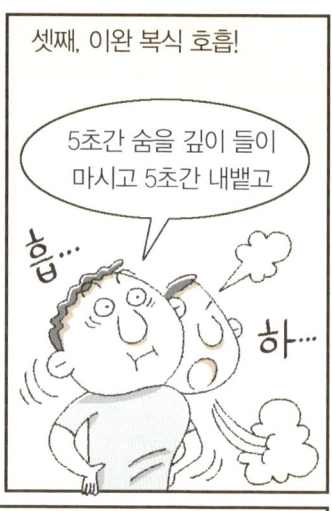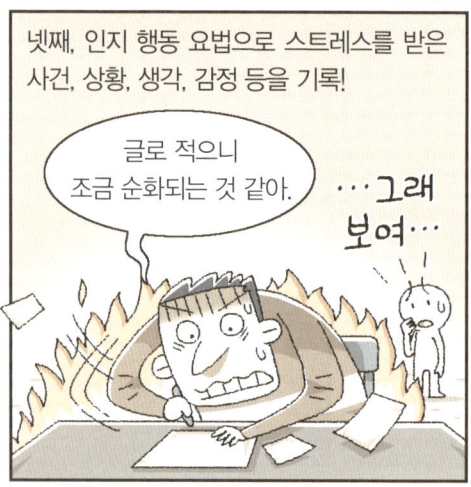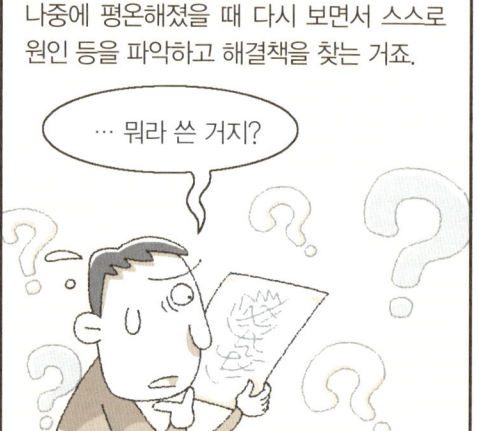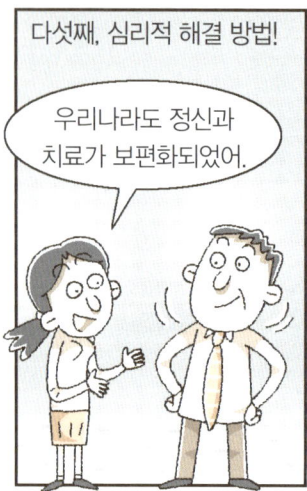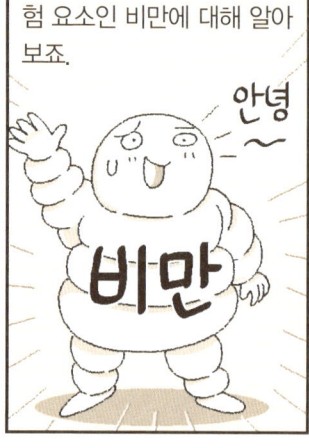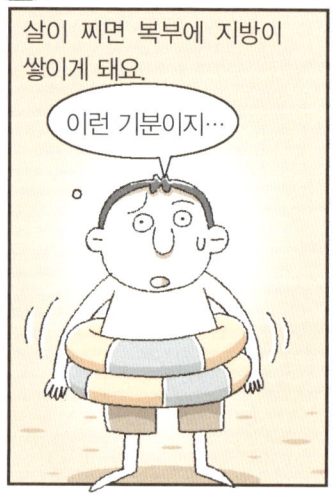

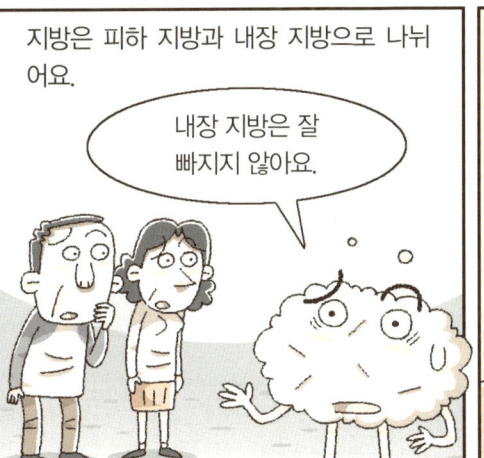
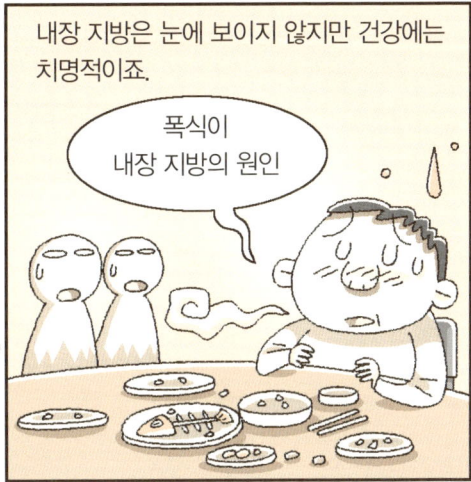
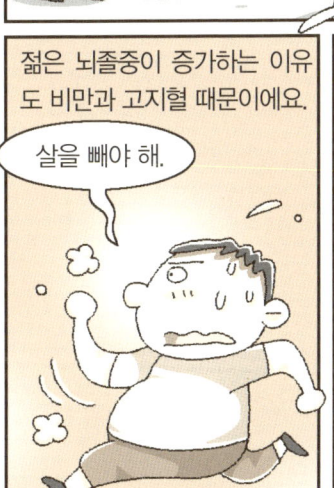
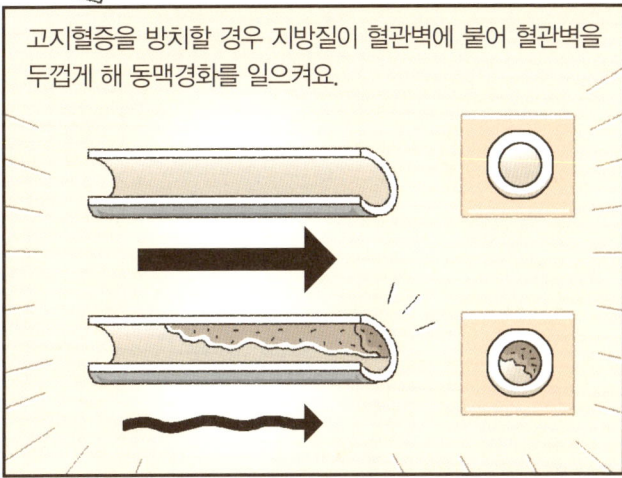
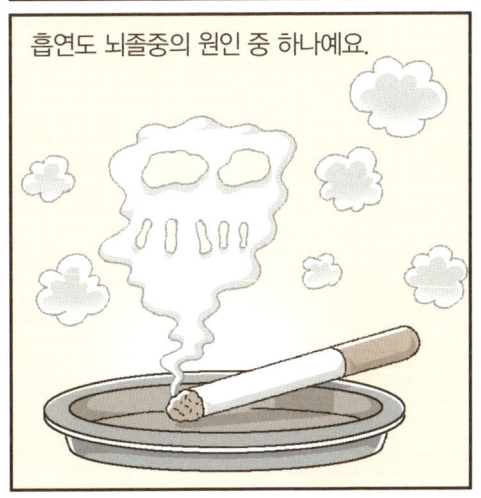
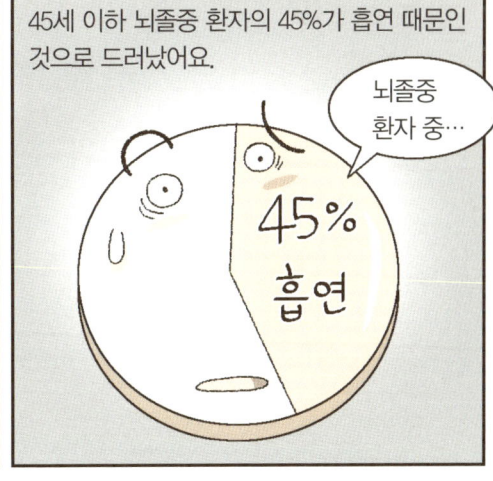

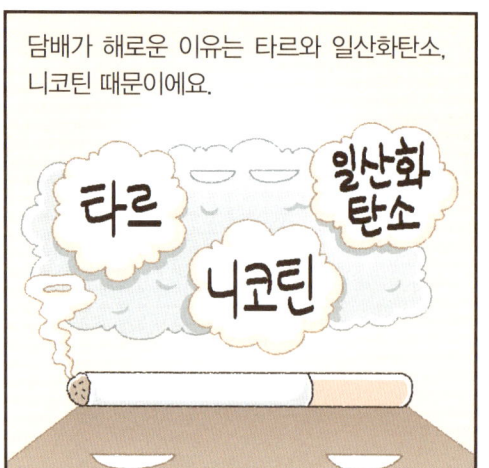
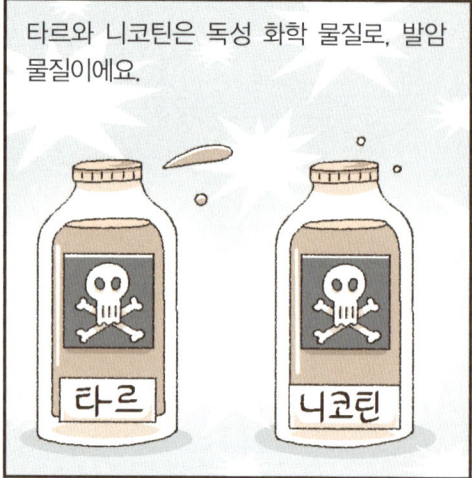
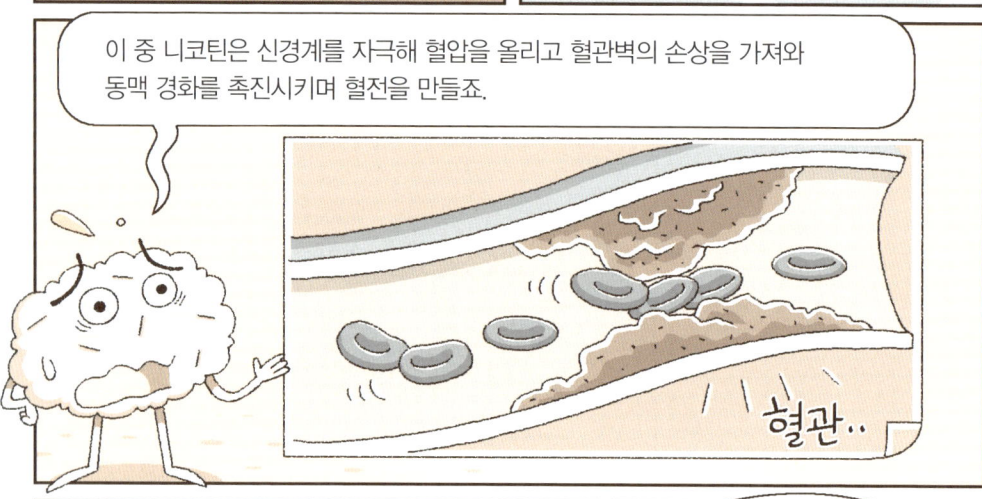
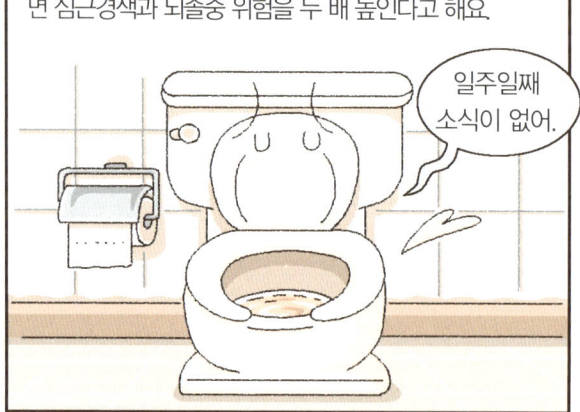
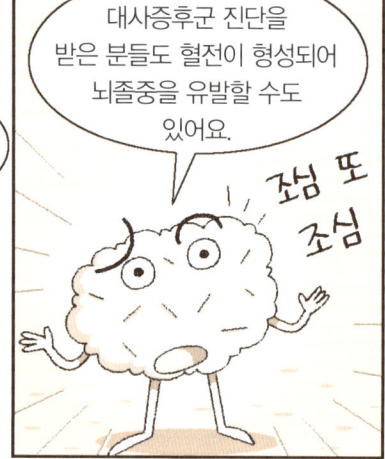

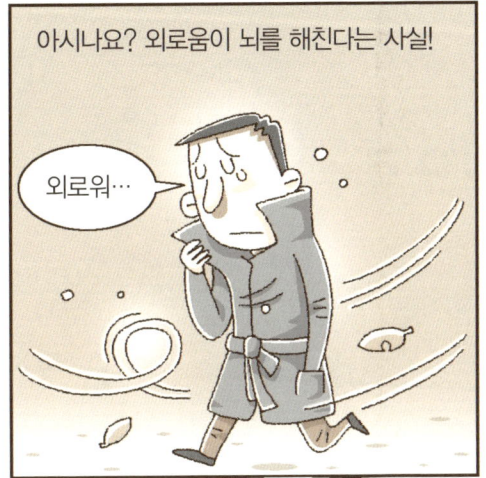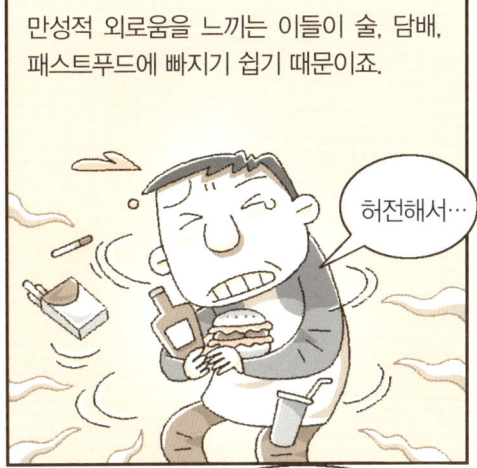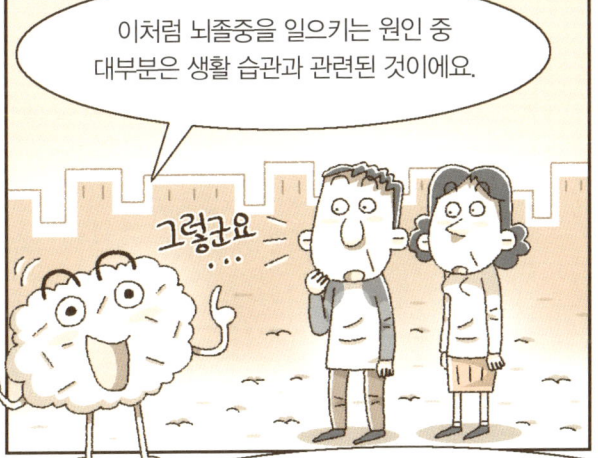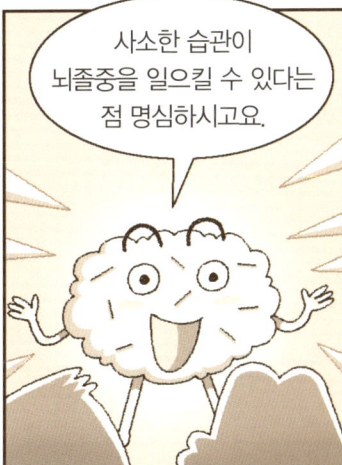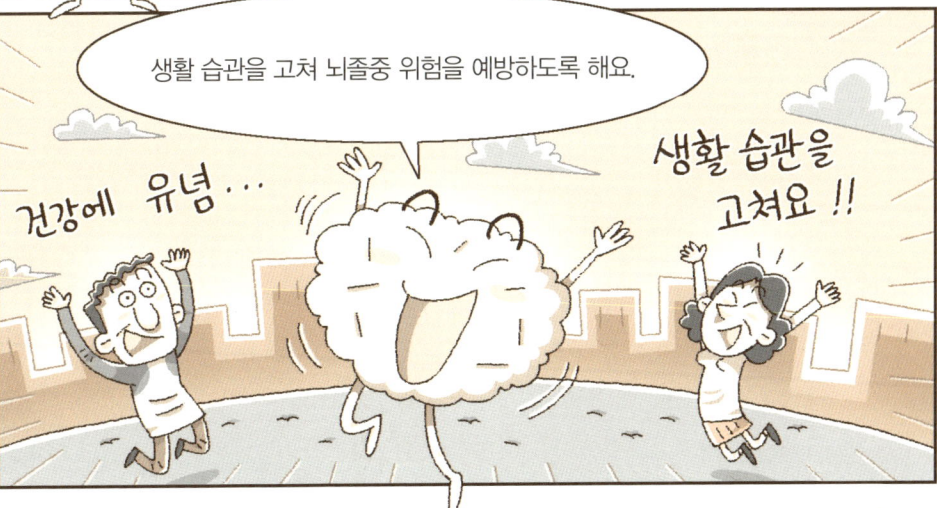

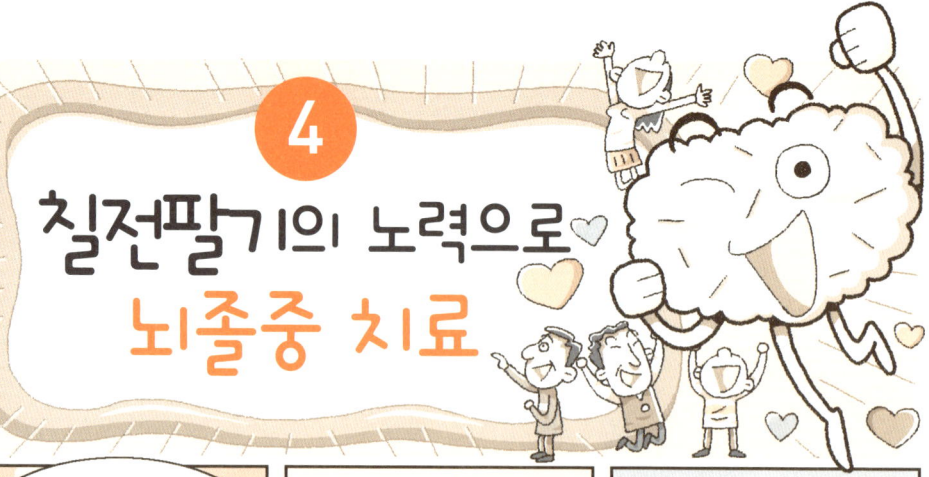

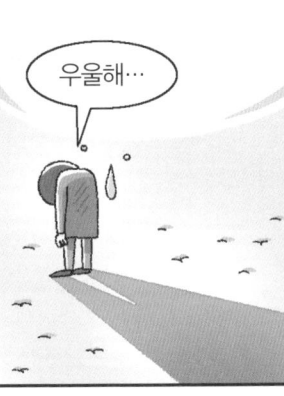
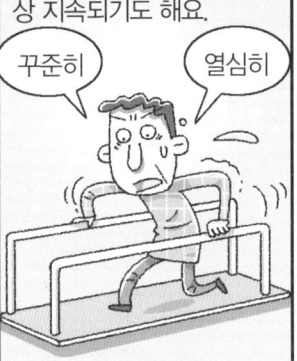
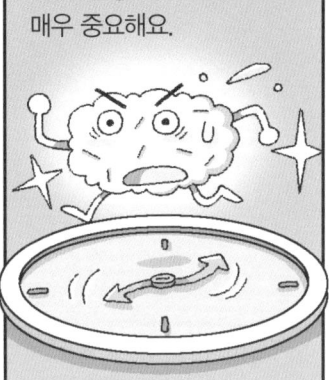
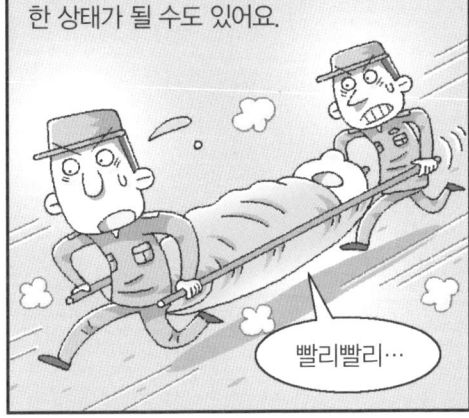
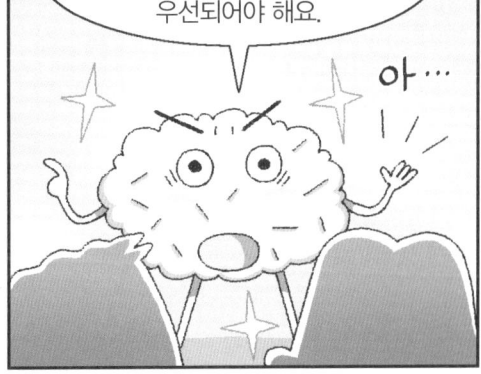
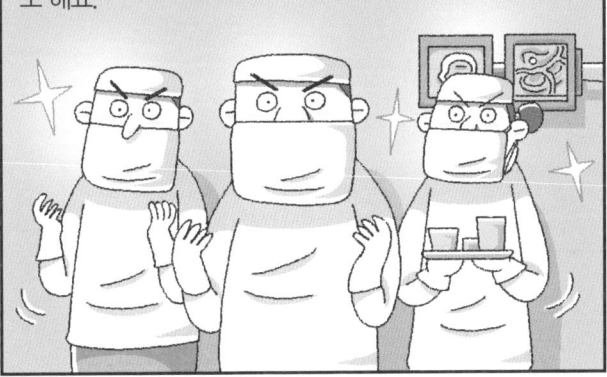
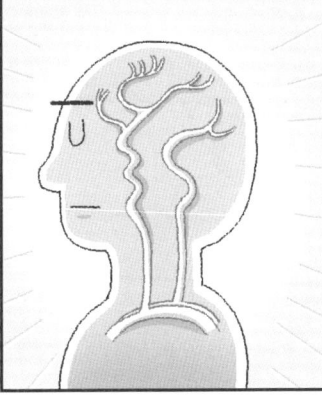

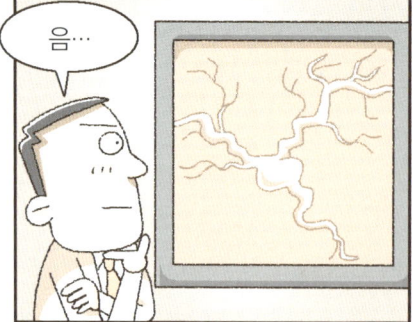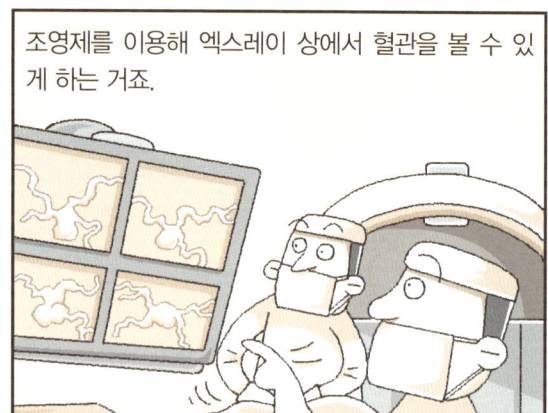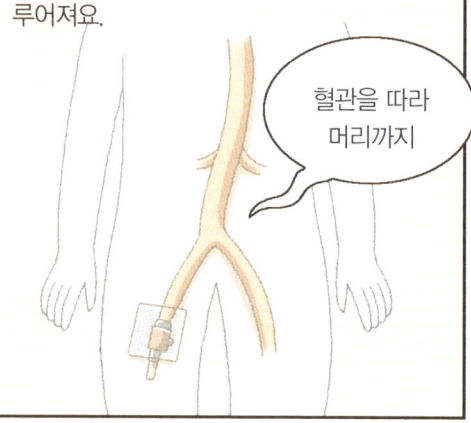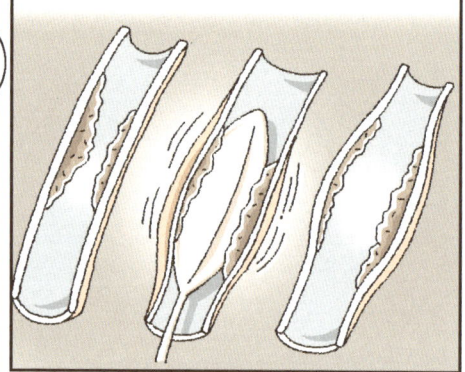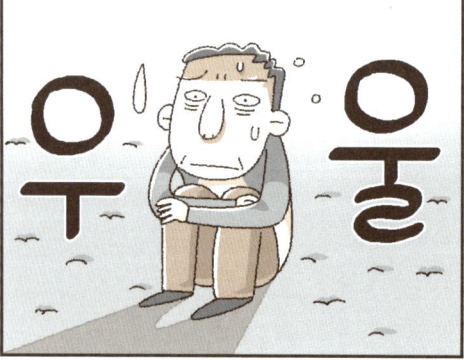

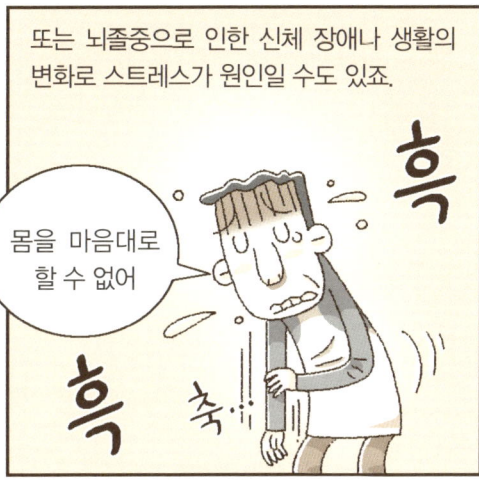
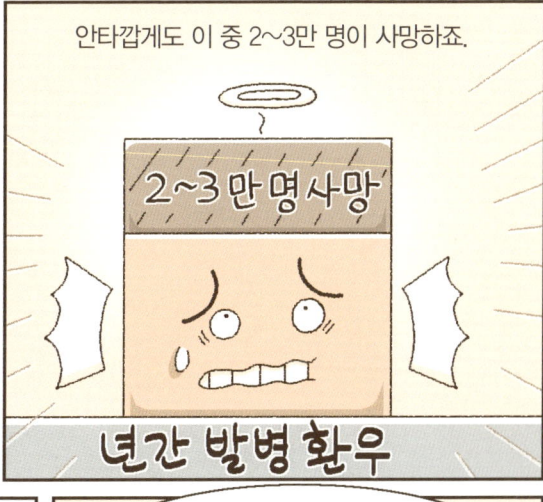
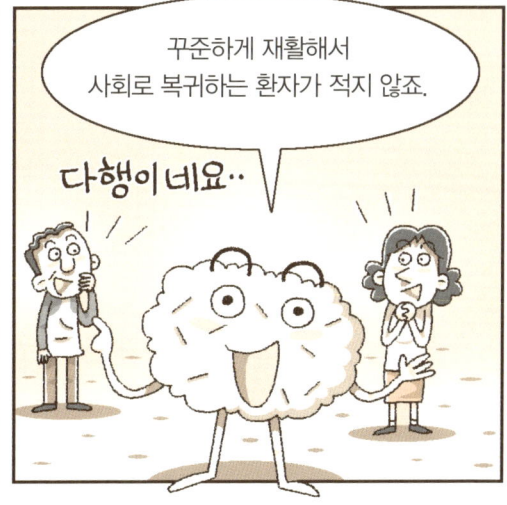

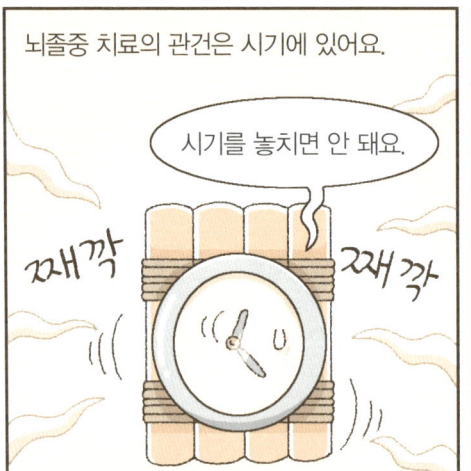
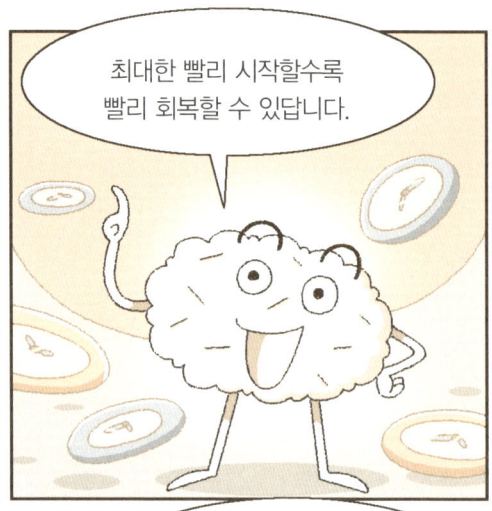
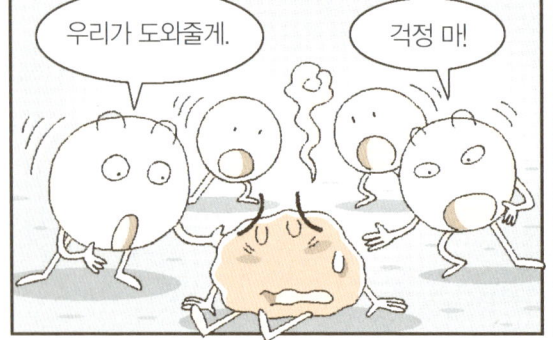
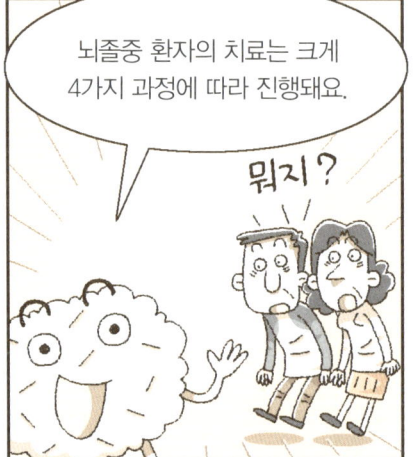
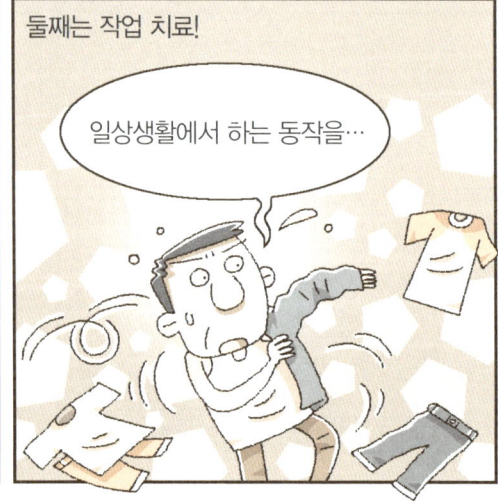

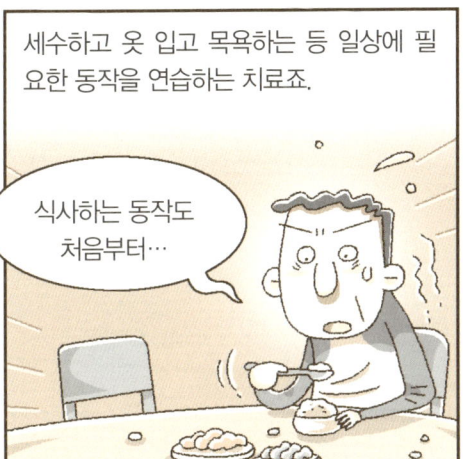
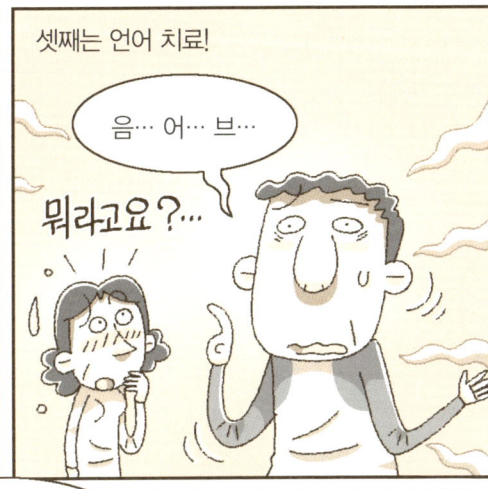
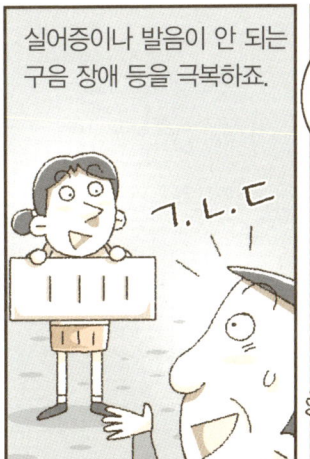
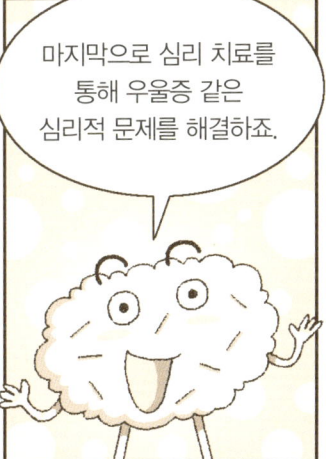
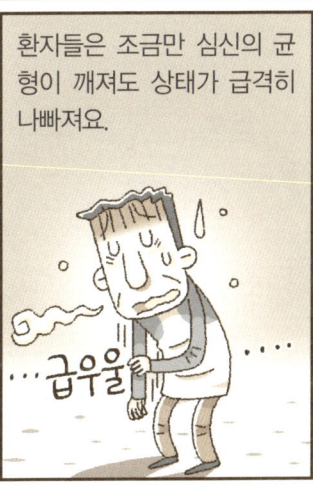
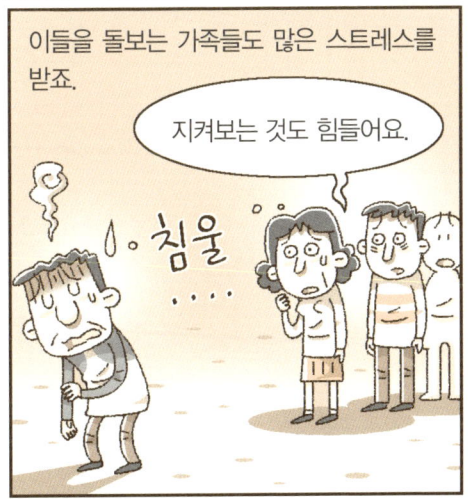
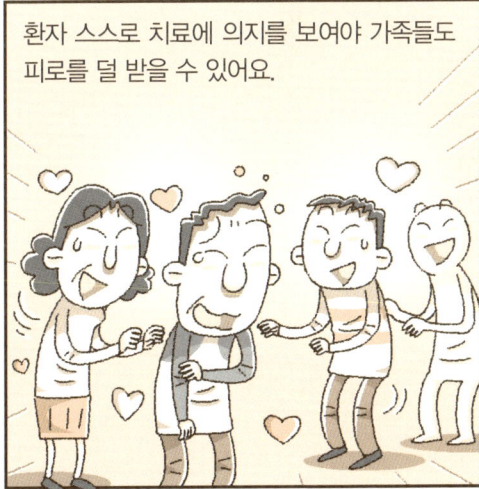

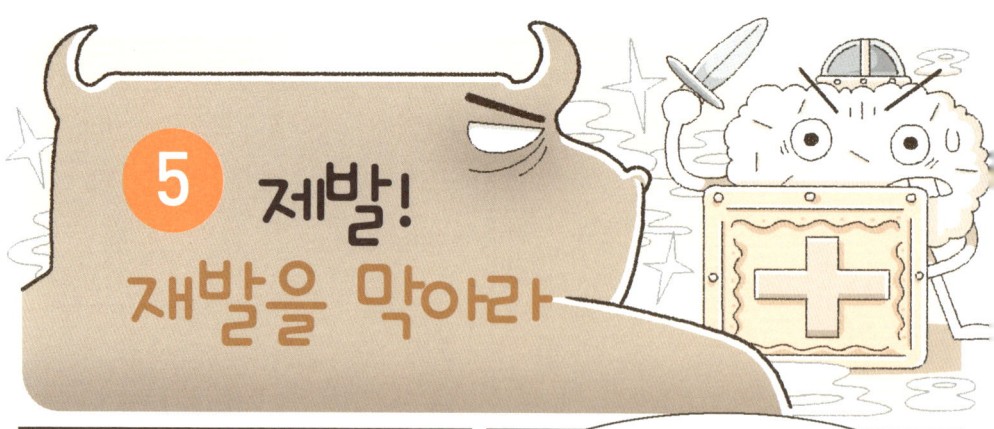

5 제발! 재발을 막아라

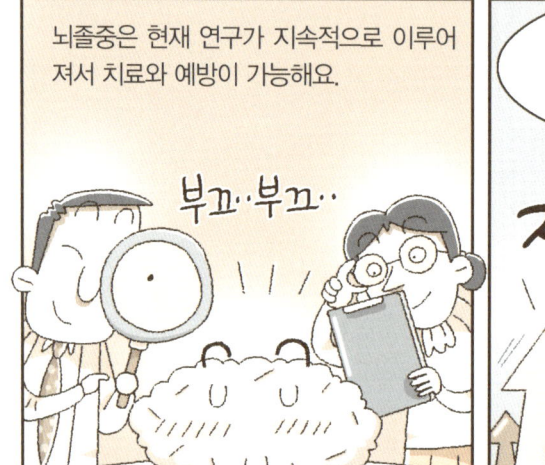

뇌졸중은 현재 연구가 지속적으로 이루어져서 치료와 예방이 가능해요.

지금도 새로운 치료제가 개발되고 있지만 뇌졸중은 재발률이 높은 병이지요.

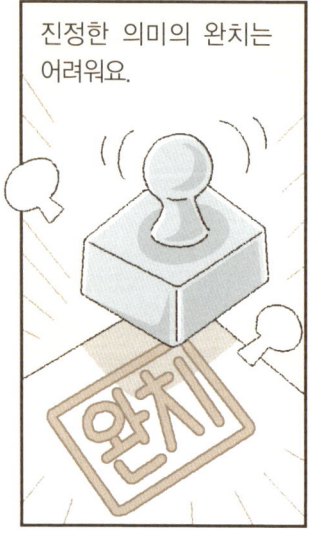

진정한 의미의 완치는 어려워요.

그럼 뇌졸중의 완치가 어려운 이유는 무엇일까요?

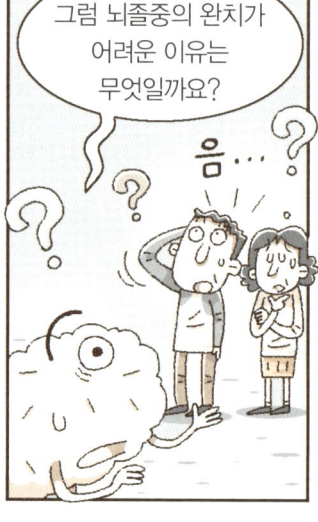

질병의 시작이 오래전부터 복합적으로 연관되었기 때문이죠.

옛날 옛적에…

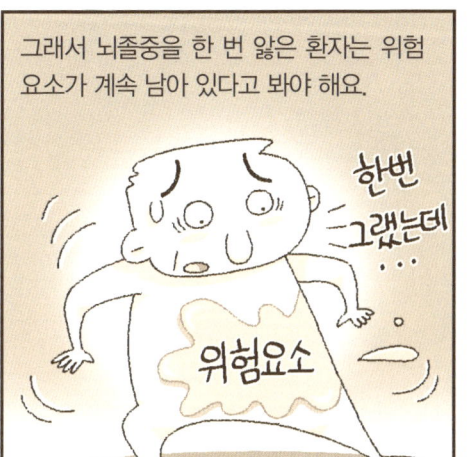
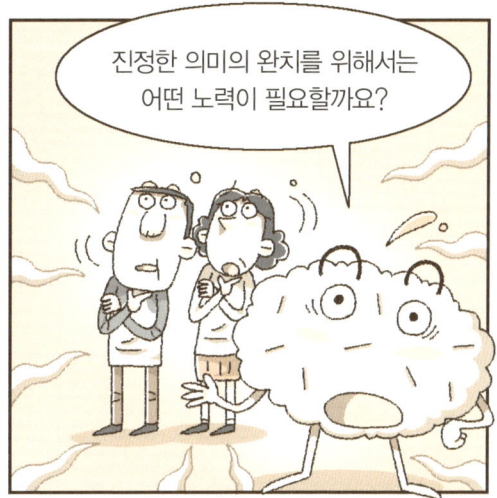
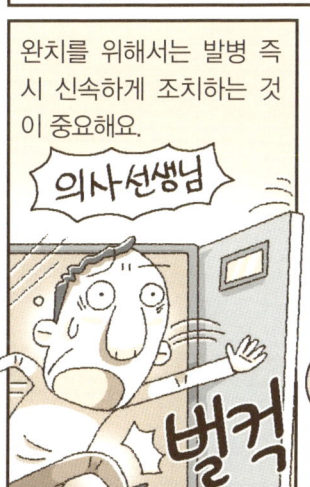
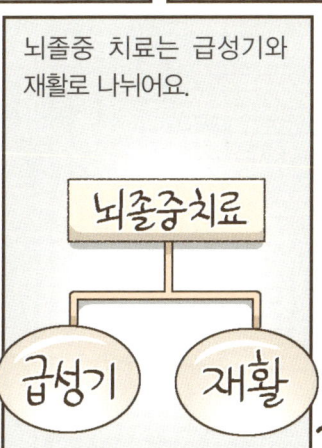
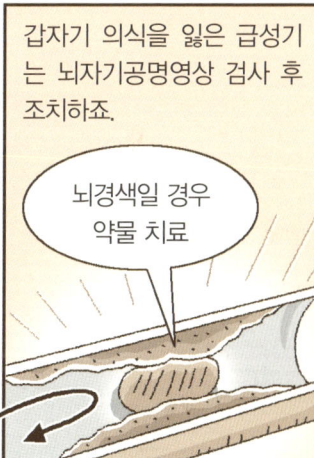
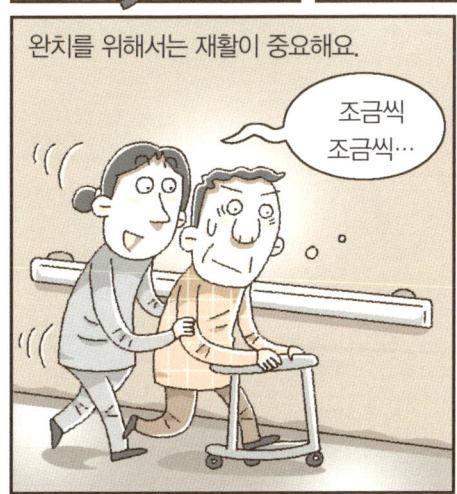
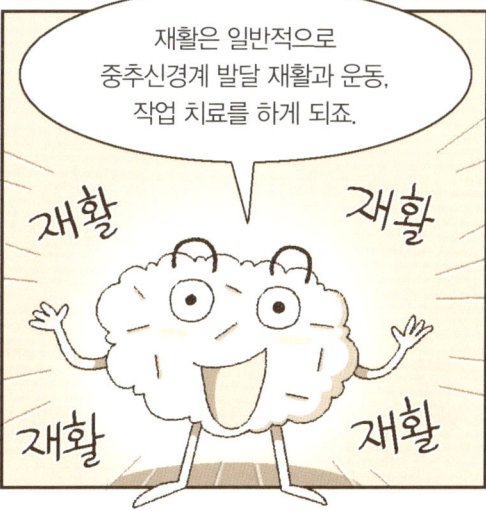

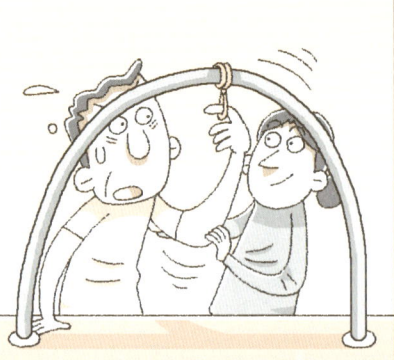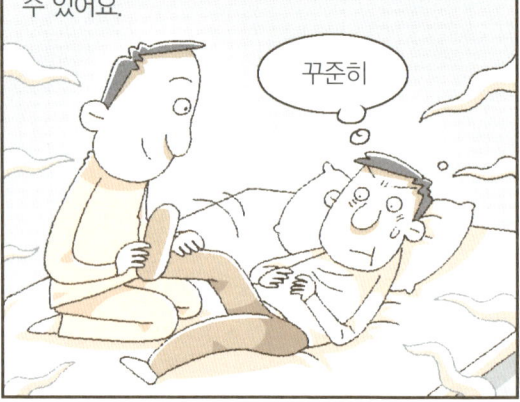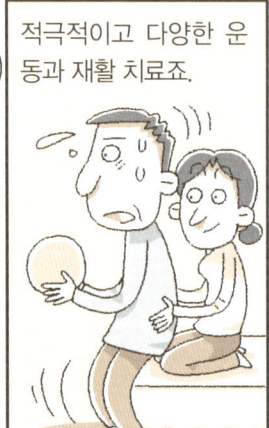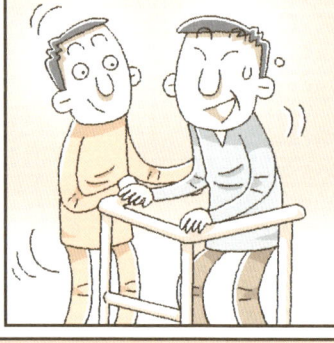

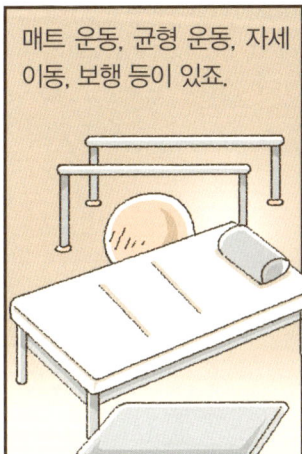
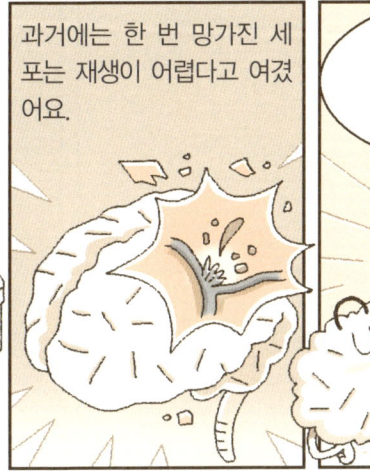
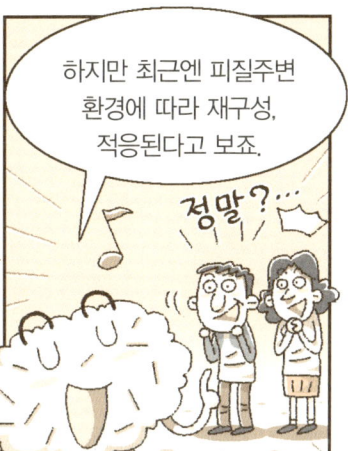
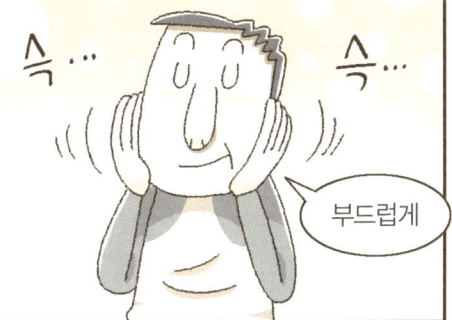
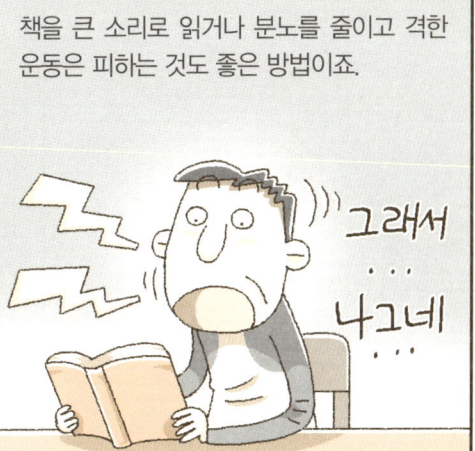
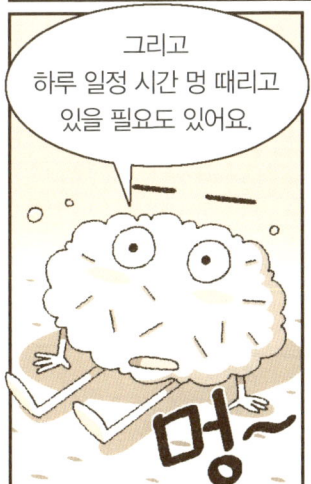
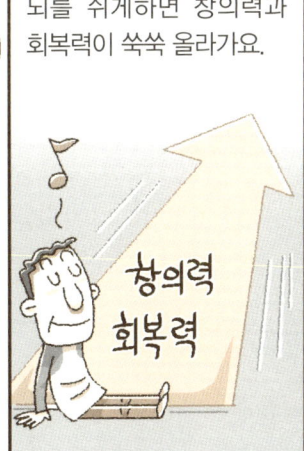
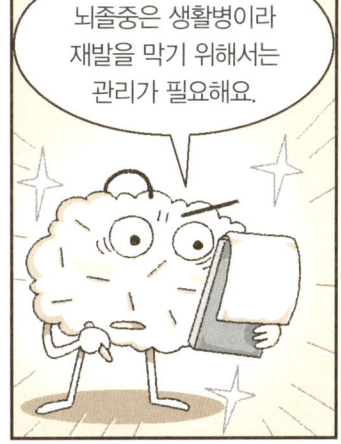

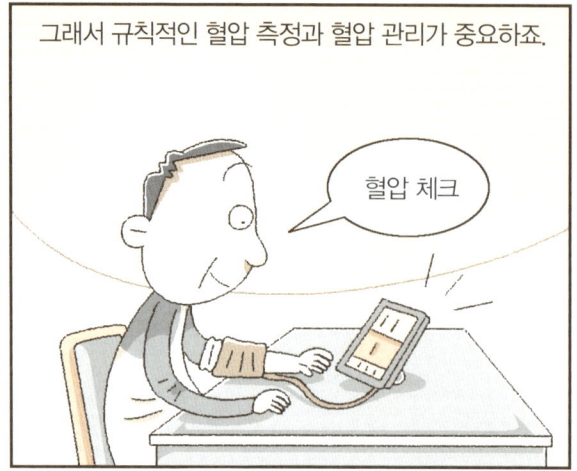
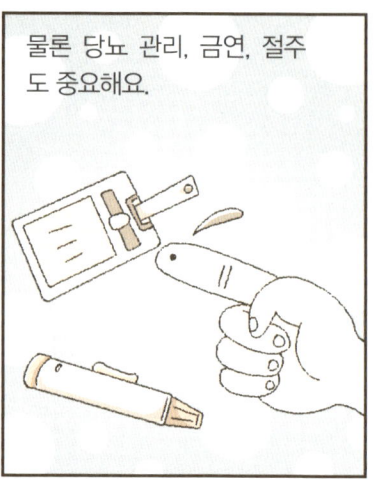
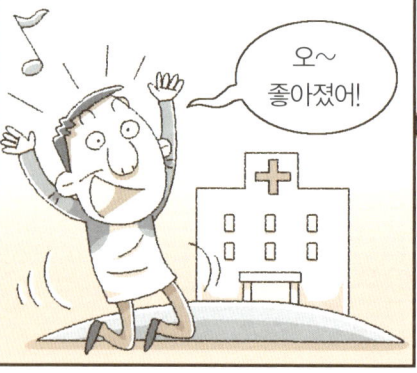
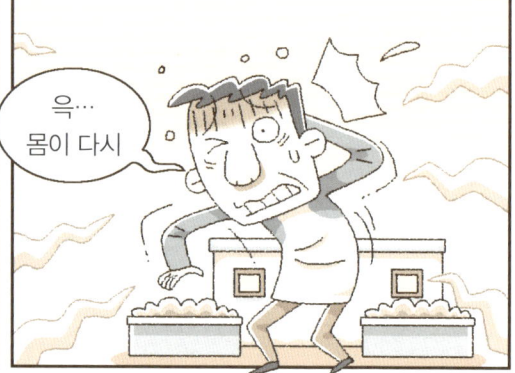
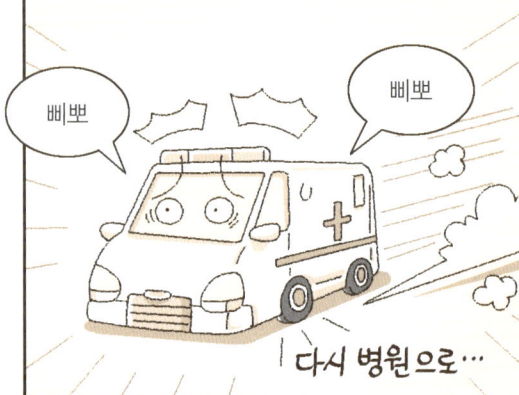
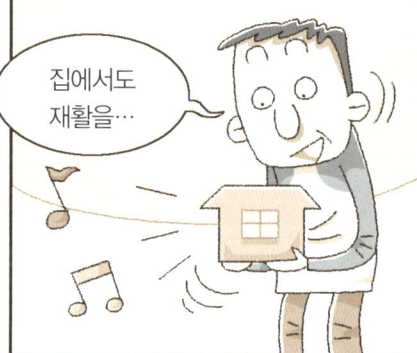

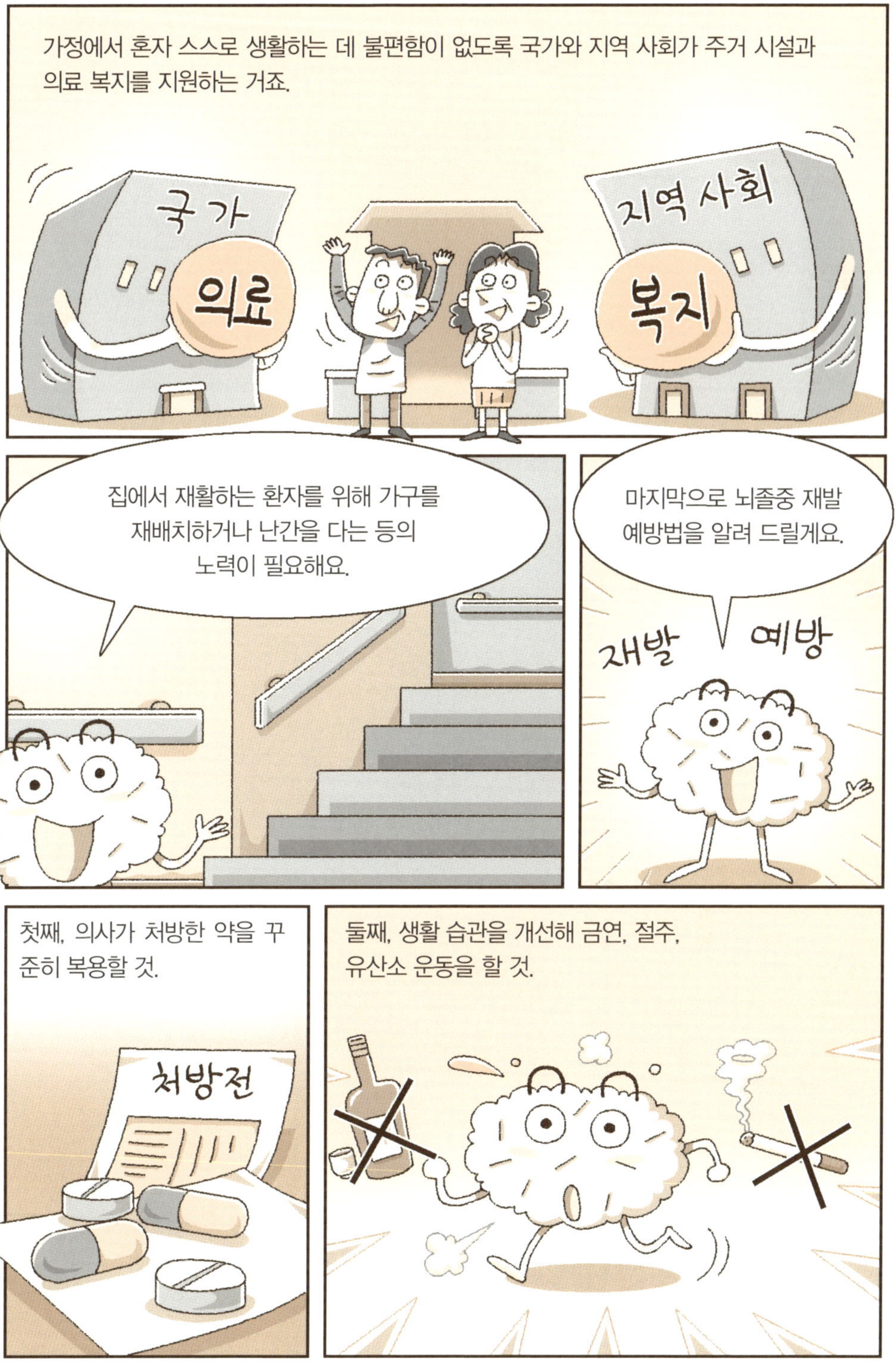

가정에서 혼자 스스로 생활하는 데 불편함이 없도록 국가와 지역 사회가 주거 시설과 의료 복지를 지원하는 거죠.

집에서 재활하는 환자를 위해 가구를 재배치하거나 난간을 다는 등의 노력이 필요해요.

마지막으로 뇌졸중 재발 예방법을 알려 드릴게요.

첫째, 의사가 처방한 약을 꾸준히 복용할 것.

둘째, 생활 습관을 개선해 금연, 절주, 유산소 운동을 할 것.

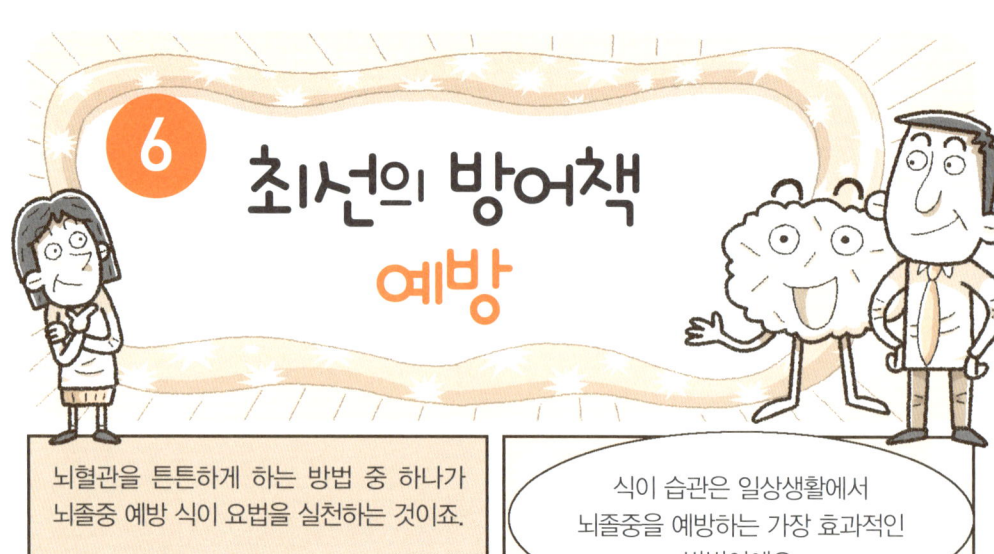

6 최선의 방어책 예방

뇌혈관을 튼튼하게 하는 방법 중 하나가 뇌졸중 예방 식이 요법을 실천하는 것이죠.

아… 식이요법…

식이 습관은 일상생활에서 뇌졸중을 예방하는 가장 효과적인 방법이에요.

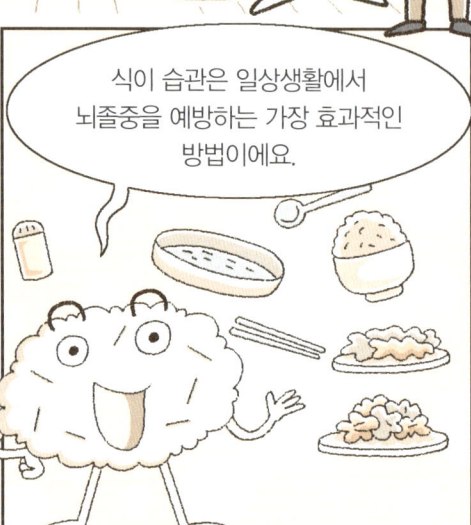

뇌졸중에 좋은 식품은 메주콩과 등 푸른 생선 등이 있어요.

혈전을 줄여요.

혈액 응고를 막아요.

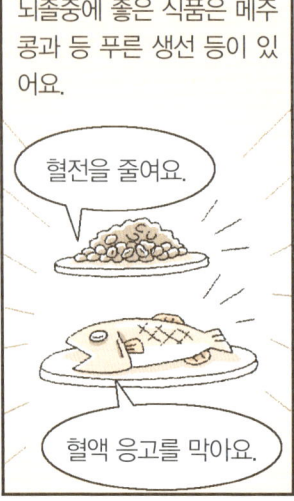

또 항산화 효과가 있는 토마토와 당근, 마늘, 양파, 견과류가 있죠.

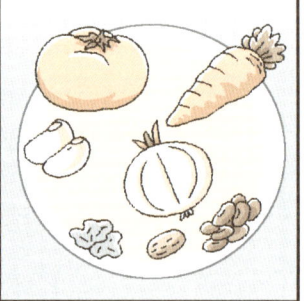

이런 식품을 골고루 먹을 수 있는 식단이 지중해 식단이에요.

짠

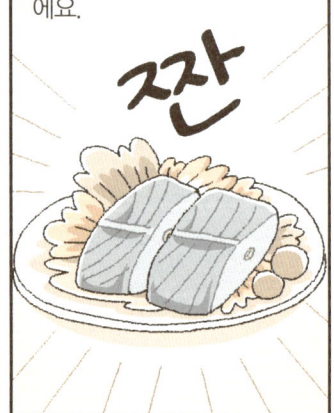

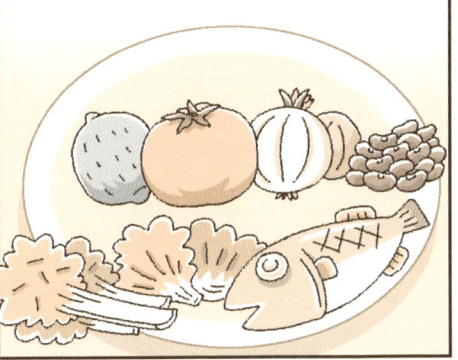
지중해 식단은 과일, 채소, 생선 위주로 구성되어 있어요.

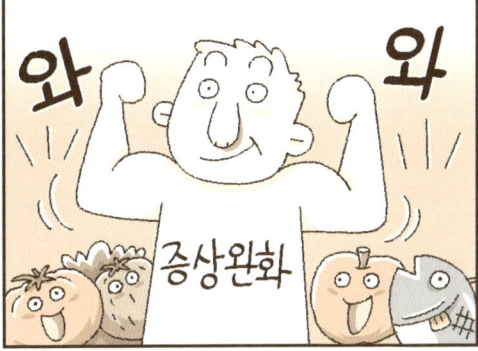
지중해 식단을 자주 접하면 심혈관 질환 증상 완화에 도움이 돼요.

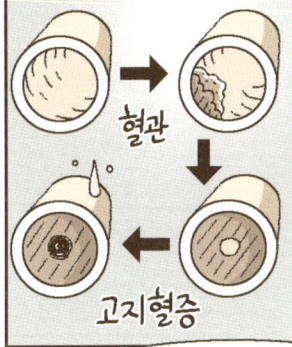
고혈압과 고지혈증은 여러 질병과 뇌질환을 불러오죠.

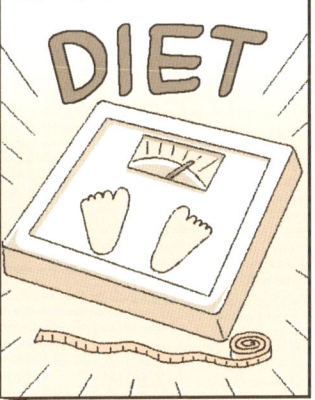
그래서 다이어트는 반드시 필요해요.

다이어트는 현대인의 숙명이죠.

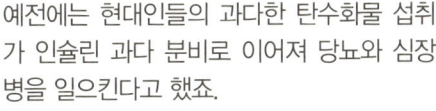
이런 다이어트도 시대별 트렌드가 있어요.

예전에는 현대인들의 과다한 탄수화물 섭취가 인슐린 과다 분비로 이어져 당뇨와 심장병을 일으킨다고 했죠.

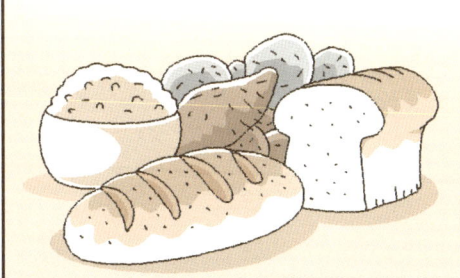

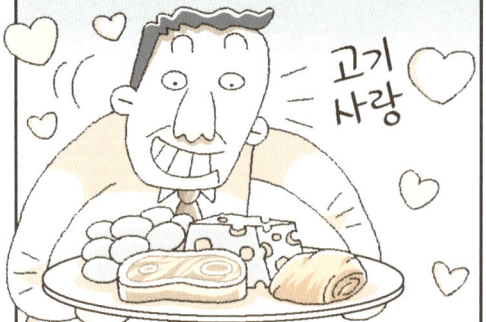
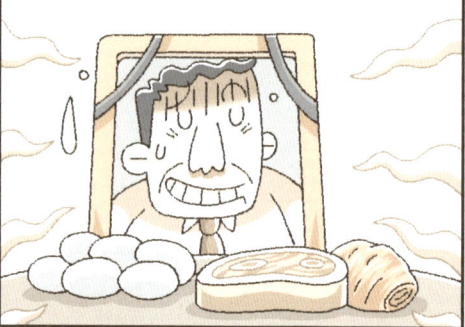
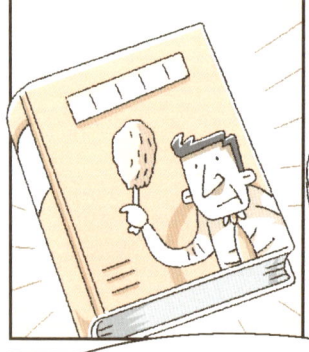
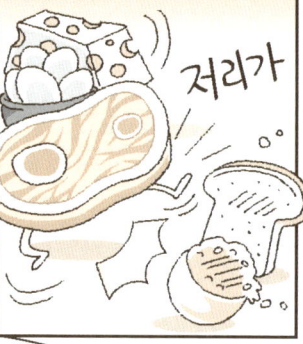
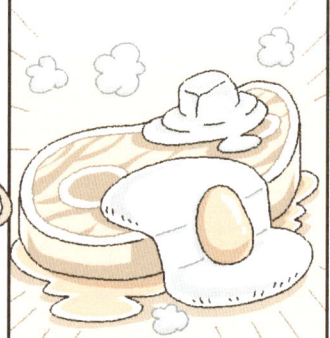
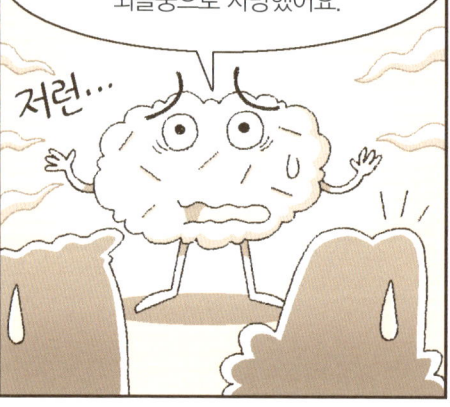
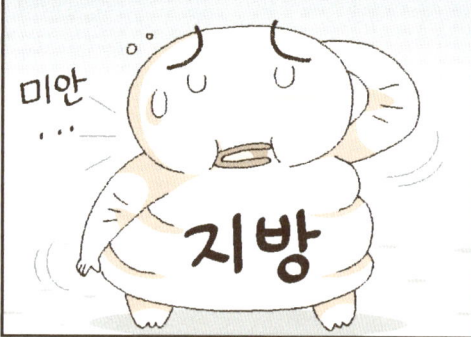

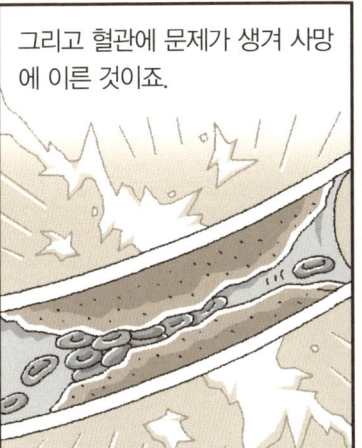
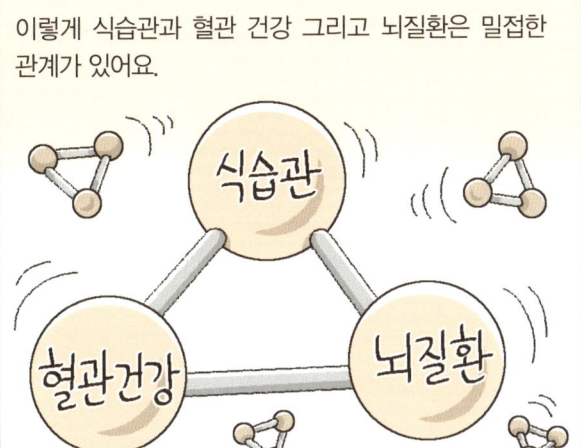
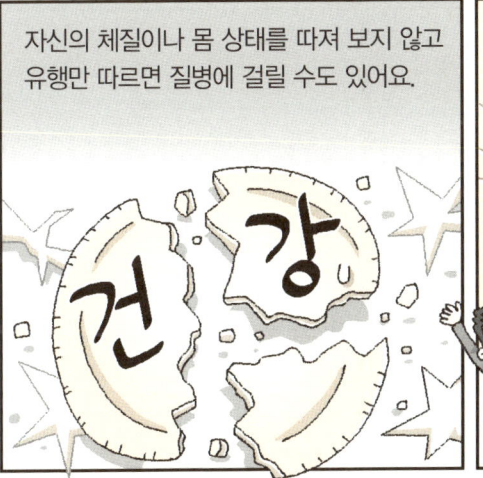
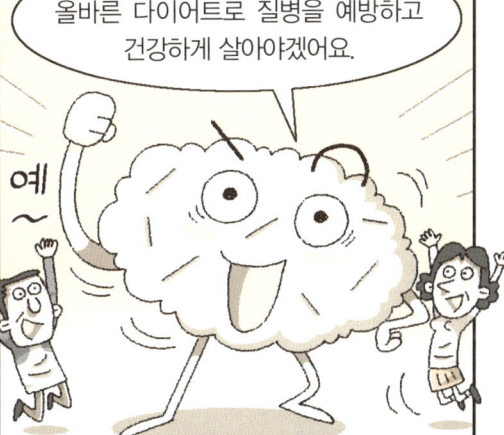
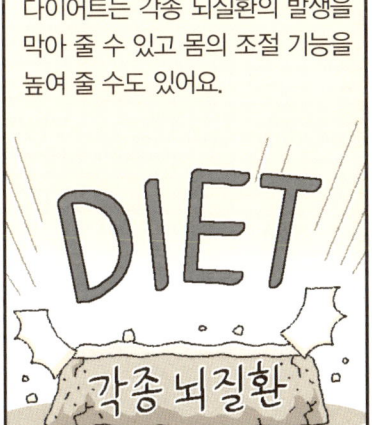
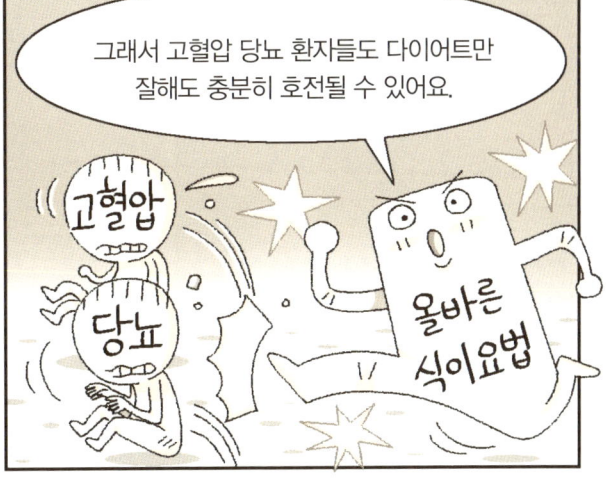

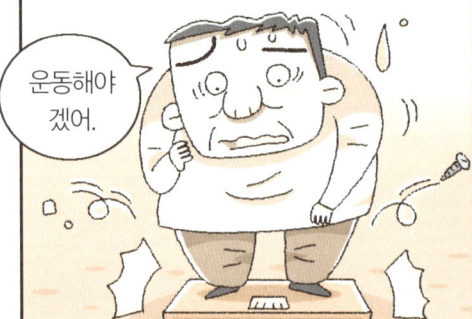
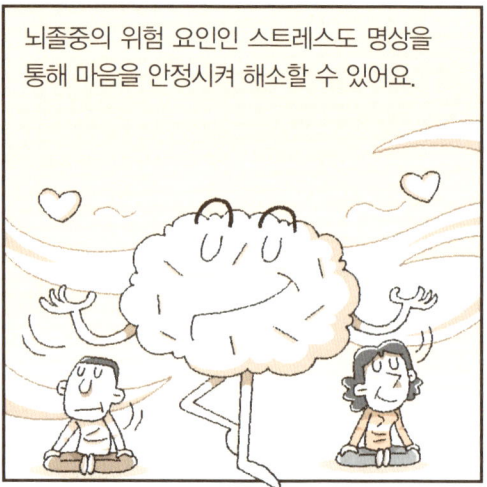
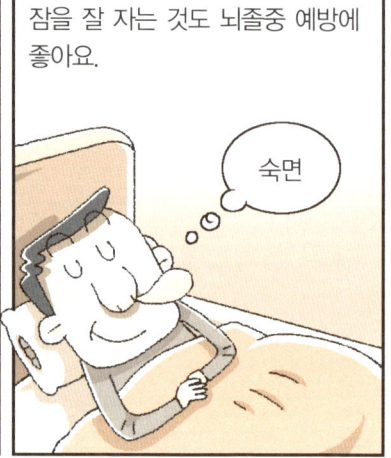
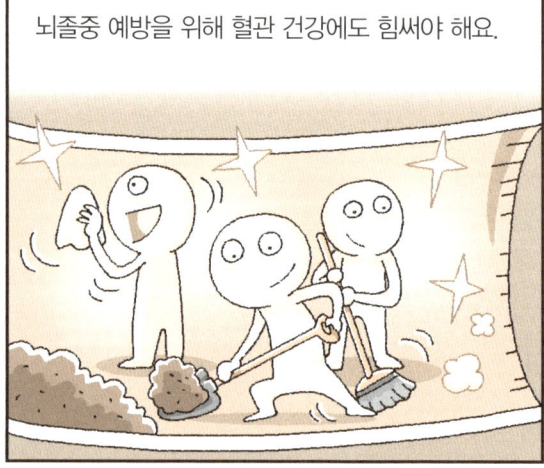

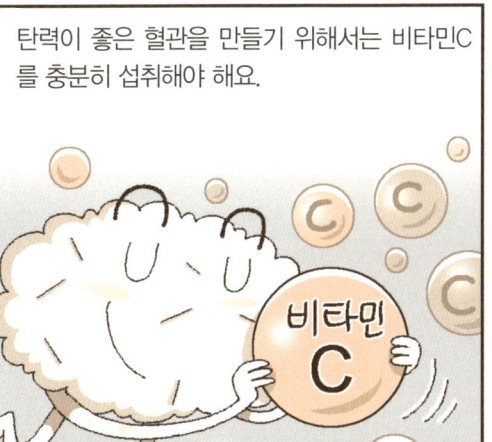
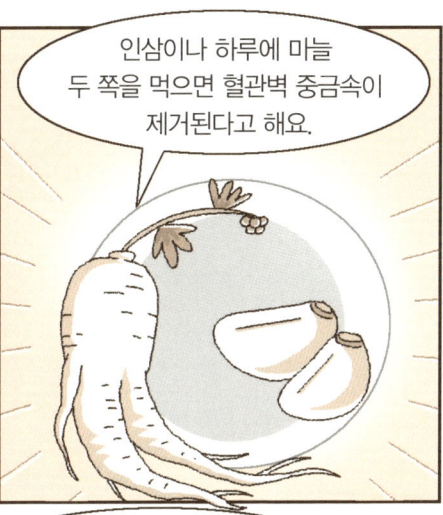
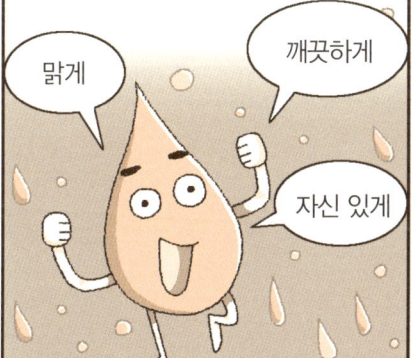
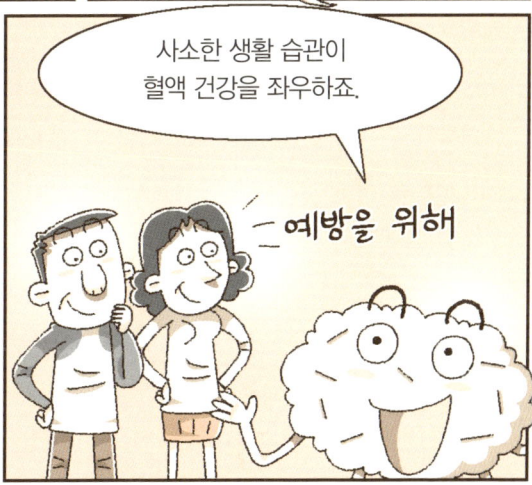
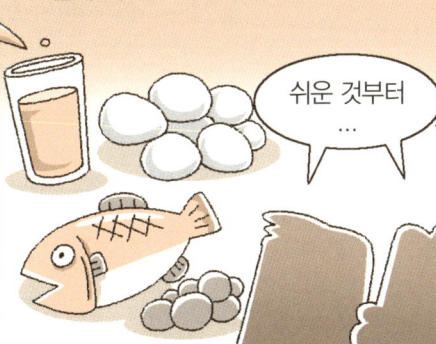
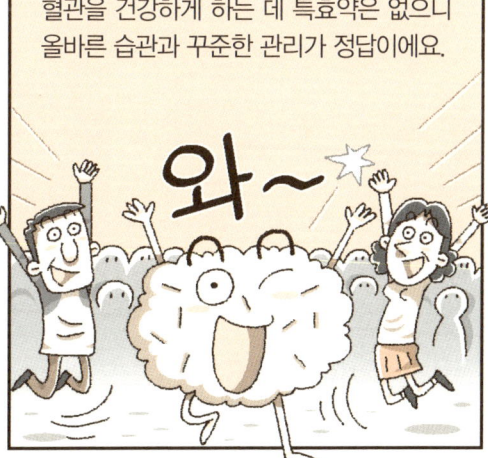

PART 1

뇌졸중에 관한 오해와 진실

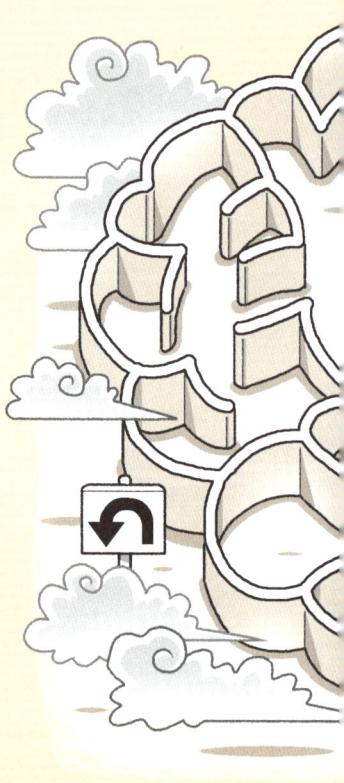

01 뇌졸중 갑론을박
02 두통, 우습게 보지 마세요
03 뇌졸중이 젊어진다?
04 뇌졸중이 무서운 진짜 이유
05 30, 40대를 긴장시키는 뇌
06 여성은 왜 뇌졸중에 약할까?

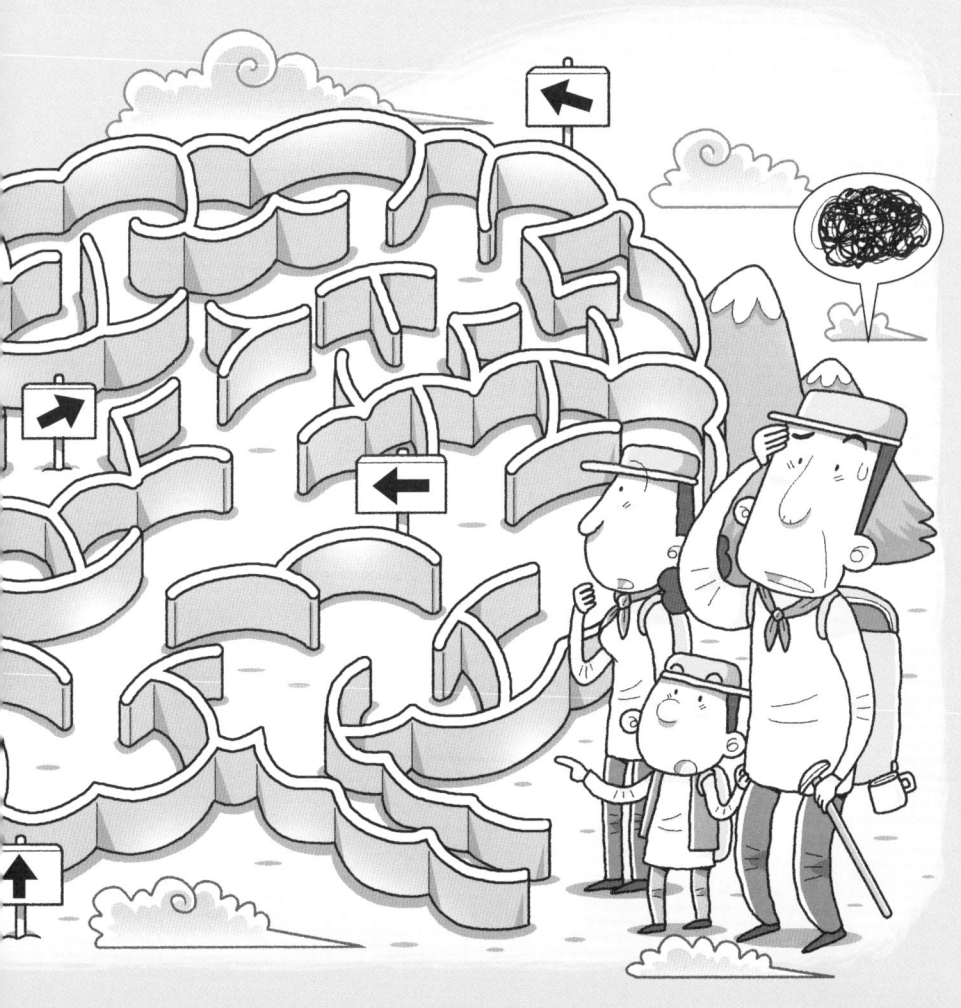

01
뇌졸중
갑론을박

 "뇌졸중은 날씨가 갑자기 추워질 때, 그때 조심해야 해. 추위에 노출되면 뇌혈관이 갑자기 좁아져서 막히거나 터질 수 있거든. 특히 노인들은 더 조심해야 해. 여름에는 별일 없어, 괜찮아." – 63세 남성

뇌혈관이 막히거나 파열되어 발생하는 뇌졸중은 흔히 겨울철에 발생률이 증가하는 것으로 알려져 있다. 하지만 무더위가 맹위를 떨치는 한여름에도 뇌졸중 위험성은 높다. 건강보험심사평가원이 지난 2013년에 공개한 뇌졸중 환자의 월별 발생 현황을 보면, 추위가 시작되는 12월에 19만 명 이상의 환자가 발생했다. 그렇다면 여름에는 어땠을까. 같은 해 7월과 8월에도 19만 명을 웃돌았다. 한여름의 뇌졸중이 한겨울에 비해 덜하지 않다는 것을 알 수 있다.

뇌졸중과 더위의 상관관계를 자세히 알아보자. 폭염이 계속되면 인체는 체온 조절에 돌입한다. 땀을 배출하는 것도 체온 조절 활동의 일환이다. 혈액 역시 체온을 낮추기 위해 피부 아래에 있는 모세 혈관으로 모여든다. 혈액이 한곳으로 모이는 현상이 오래 지속되면 장기나 근육에 일정하게 공급되어야 하는 혈액 순환이 제대로 이루어지지 않을 수도 있다.

이 같은 문제는 고령자에게 더욱 심각하다. 고령자는 더위를 감지하는 감각이 무디고 땀을 배출하는 능력이 떨어진다. 그렇기 때문에 체온 조절이 원활하게 이루어지지 않을 수 있다. 노령 인구에게 높은 비율로 발생하는 만성 질환도 원인이 된다. 한국보건사회연구원이 집계한 통계에 따르면 60대 이상 노인 10명 중 8명이, 70세 이상 노인 10명 중 9명이 만성 질환을 앓고 있다. 만성 질환에 처방되는 이뇨제나 안정제 등의 일부 약품은 체온 조절을 방해해 땀 배출에 큰 영향을 미친다.

뇌졸중에 있어서 체내 수분 밸런스는 매우 중요하다. 밸런스가 무너져 체내에 수분이 부족하면 혈액이 끈끈해진다. 이는 혈류를 방해해 혈관이 막히거나 손상되는 원인이 될 수 있다. 더위로 인한 스트레스나 극심한 온도차는 혈관을 압박하고 뇌졸중의 직접적인 원인을 제공하기도 한다. 스트레스나 극심한 온도차는 혈관을 빠르게 수축시키는데, 혈관이 경직되어 있거나 혈관 내부 공간이 좁아져 있는 상태라면 매우 위험하다. 급격한 혈관 수축이 곧바로 혈관 막힘이나 혈관 파손으로 이어질 수도 있기 때문이다.

💭 "뇌졸중은 여성보다 남성에게 더 흔한 병이라고 들었어요. 남성들은 술도 많이 마시고 담배도 많이 피우잖아요." – 45세 여성

대한뇌혈관외과학회의 통계에 의하면 남녀 비율이 4대 6으로, 여성 환자가 더 많은 것을 알 수 있다. 또한 통계청의 자료에 의하면 사망률 역시 남성은 15.26%인데 비해 여성은 17.84%로, 여성이 남성보다 높다.

💭 "뇌졸중은 대표적인 노인성 질환이잖아요. 20대, 30대들은 걱정할 필요 없는 것 아닌가요? 나이 들면 혈관 문제가 많이 생긴다고 하는데, 아직은 젊어서 걱정 안 해요." – 29세 남성

통계에 의하면 고혈압성 뇌출혈 환자의 21.4%가 40대 이하의 젊은 층인 것으로 나타났다. 뇌동맥류 환자 역시 40세 미만 환자가 12.7%를 차지한다. 젊다고 뇌졸중에 걸리지 않을 것이라고 안심해서는 안 된다는 뜻이다. 최근에 20~30대 뇌졸중 환자가 크게 늘고 있는데, 이에 대해서는 이후에 상세하게 다루겠다.

뇌졸중 오해
바로잡기

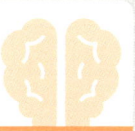

1 뇌출혈은 새벽에 발병하는 질환이다?

대한뇌혈관외과학회의 통계에 의하면 오후 6시(7.8%), 오후 7시(6.5%), 오전 10시(6.5%), 오후 3시(5.9%) 순으로, 주로 오후 시간대에 발병률이 높다. 오히려 새벽 1시에서 5시 사이에는 발병률이 1.5~2.2% 수준으로 낮은 편이다.

2 뇌졸중으로 쓰러지면 손을 따거나 우황청심환을 먹인다?

손가락을 따거나 억지로 약을 먹이면 상황이 더욱 악화될 수도 있다. 손가락을 딸 경우에는 통증으로 혈압이 갑자기 올라가 병이 악화될 수 있고, 억지로 약을 먹일 경우에는 기도를 막아 질식이나 폐렴을 유발할 수 있다.

3 두통, 어지럼증, 뒷목이 뻣뻣한 증상이 있다면 뇌졸중이다?

두통과 어지럼증이 있다고 해서 반드시 뇌졸중인 것은 아니다. 하지만 심한 두통과 구토, 어지럼증을 동반한 두통의 경우는 뇌졸중일 가능성이 높다. 이럴 때는 빨리 전문의의 진료를 받는 것이 좋다. 편두통, 감기 등으로 착각해서 진통제로 조절하려다가 출혈이 오면 돌이킬 수 없는 상황에 처할 수도 있다.

4 뇌졸중과 치매는 같은 병이다?

뇌졸중과 치매는 다르다. 뇌졸중이 반복적으로 생기면 뇌 기능이 전반적으로 저하된다. 예를 들어 뇌출혈이나 뇌경색으로 뇌가 손상되면 기억력이나 인지 기능이 손상되어 치매가 올 수 있다. 하지만 치매는 뇌졸중 증상 중 하나로, 기억력 장애와 일상생활 능력의 손실을 보이는 증상일 뿐, 병이 아니다.

02
두통,
우습게 보지 마세요

　40대 남성 직장인 진태 씨는 평소 고혈압을 앓았다. 해가 바뀔 때마다 금연을 다짐했지만 번번이 실패했다. 일을 하다 스트레스를 받으면 흡연으로 풀었고, 술을 좋아해 자주 마셨다. 병원을 찾기 며칠 전부터 그는 몸이 이상하다는 것을 느꼈다.
　'어라, 왜 이러지?'
　진태 씨는 회사에서 기지개를 켜던 중에 갑작스럽게 후두부의 두통을 느꼈다. 지금까지 경험해 본 적 없는 심한 두통이었다. 평소에 두통을 자주 앓는 편이 아니어서 이상하다는 생각이 들었다. 그러나 아픔이 점차 줄어드는 듯해서 근육이 뭉친 것이라고 넘겨짚었다.
　"이 대리, 들어오는 길에 진통제 좀 사다 줘요."
　그는 동료가 약국에서 사다 준 진통제를 먹으며 두통을 참았다. 하지만 다음 날 아침, 지하철을 타고 출근을 하던 진태 씨는 도

중에 택시로 갈아타고 병원을 찾았다.

"지하철에서 휴대폰으로 통화를 하는데 말이 조금 어눌해지는 것 같았습니다. 왜 이럴까 생각하고 있는데, 순간 팔다리에 힘이 쭉 빠지지 뭡니까. 너무 놀라서 바로 병원으로 왔어요. 왜 이런 걸까요?"

그의 증상을 모두 듣기도 전에 담당 의사의 머릿속에는 병명이 떠올랐다. 뇌동맥박리증. 급히 입원 수속을 하고 MRI와 혈관 촬영을 진행했다. 예상대로 그의 진단명은 왼쪽 척추 동맥의 뇌동맥박리증과 그로 인한 뇌경색이었다.

증상이 이미 진행 중이었기 때문에 신속하게 대처하는 것이 급선무였다. 응급으로 혈관 내 스텐트 시술을 통해 찢어진 혈관 내벽을 외벽으로 밀어붙여 안정시키고 혈관 내강(피가 흐르는 부분)을 넓히기로 결정했다. 다행히 시술이 잘 이루어져 혈관은 모두 열렸다. 하지만 뇌경색이 남아 한동안 입원을 해서 약물 치료와 재활 치료를 받아야 했다.

진태 씨는 현재 증상이 모두 완쾌된 상태다. 치료가 잘 이루어졌기에 가능한 일이었다. 하지만 여전히 아쉬움은 남는다. 극심한 두통을 느꼈을 때 곧바로 병원을 찾았다면 어땠을까. 시술이 아니라 약물 치료만으로도 대처할 수 있지 않았을까? 또한 뇌경색이 발생하기 전에 치료가 됐다면 후유증도 적고 입원도 오래 할 필요가 없었을지도 모른다.

"갑자기 머리 뒤쪽이 찢어지게 아플 때는 그냥 넘어가면 안 돼.

내가 미련해서 병을 키웠어."

　진태 씨는 문병을 온 지인들에게 두통을 우습게 보지 말라고 당부했다. 그래도 그는 운이 아주 나쁜 편이 아니었다. 만에 하나 진태 씨가 조금 더 늦게 병원을 찾았더라면 그의 왼쪽 팔다리는 마비가 되었을 수도 있다.

　진태 씨가 퇴원을 한 뒤 그와 연령과 생활 습관이 비슷한 환자가 뇌동맥박리에 의한 두통으로 병원을 찾았다. 뇌동맥박리란 혈관벽의 여러 층 중에 내막 층이 찢어지면서 외벽과 내벽 사이에 피가 고이고, 이것이 다시 혈관 내강을 막아 뇌경색 등 뇌졸중을 일으키는 병이다.

　뇌동맥박리는 90% 이상 두통이 동반되며, 마비 등 신경학적 이상 없이 두통만 나타나는 경우도 8%나 된다. 뇌동맥박리의 특징은 목의 과도한 움직임과 심한 기침이 있으며, 재채기처럼 복압이 갑자기 증가하는 상황에서는 두통과 경부통이 발생하기도 한다. 또한 어지럼증, 팔다리 마비, 균형 장애, 발음 이상 등 신경 이상 증상이 동반된다.

　뇌동맥박리의 치료 방법은 항응고제를 이용한 약물 치료나 혈관 성형술, 스텐트 시술로 혈관이 막혀 뇌가 손상되지 않도록 해주는 것이다. 다만 혈관이 심하게 좁아지거나 막히기 전에 치료를 하면 예후가 좋지만 이미 뇌경색이 온 뒤에 치료를 하면 후유증이 남을 수밖에 없다. 따라서 두통이 발생하면 즉시 검사를 하고 치료를 시작해야 한다.

두통은 매우 흔하게 나타나는 증상으로, 전체 인구의 약 70~80%가 1년에 한 번 이상 두통을 경험한다. 흔한 증상이다 보니 어떤 때에는 대수롭지 않게 넘어가거나 진통제를 먹으며 참기도 한다. 물론 그 많은 두통 환자 중에 뇌졸중이 원인인 경우는 드물다. 하지만 두통은 뇌졸중과 매우 밀접한 연관이 있으니 자신이 쉽게 판단해서는 안 된다.

뇌졸중 환자 중에 뇌졸중 발생 당시 두통을 호소하는 경우는 18~32% 정도나 된다. 두통이 팔다리 마비, 발음 이상처럼 뇌졸중만의 증상은 아니지만 뇌졸중의 여러 가지 증상 중 하나인 것은 분명하다.

고령, 고혈압, 당뇨처럼 뇌졸중 위험 인자가 있는 경우나 진통제가 잘 듣지 않는 두통, 시간이 갈수록 심해지는 두통, 벼락이 치듯이 갑자기 아픈 두통 등은 심각한 증상일 수 있다. 두통을 가볍게 생각하지 말고 빨리 응급실을 찾아야 한다. 의사와 상담을 하고 검사를 해야 큰 병을 예방할 수 있다.

뇌졸중
체크 포인트

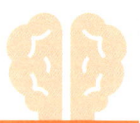

① 뇌졸중의 전조 증상으로 두통과 울렁거림, 구토 등의 증상이 나타나는데, 대부분의 환자는 이러한 증상을 단순 만성 두통으로 여기고 심각하게 인식하지 못한다.

② 갑작스러운 반쪽 마비, 안면·감각 마비, 두통을 동반한 구토 증상, 의식 저하(혼수), 발음·언어 장애 등의 증상이 단독 또는 복합적으로 나타난다. 하루 중 어느 때에나 나타날 수 있지만, 뇌경색의 경우 아침에 자고 일어났을 때 자주 나타난다.

③ 뇌경색이 의심될 경우 신속히 119를 불러야 한다. 만약 환자에게 마비 증상이나 구토 증상이 있다면 구급차를 기다리는 동안 간단히 응급 처치를 해야 한다. 환자를 옆으로 눕히고, 목을 조이는 넥타이나 셔츠 단추 등을 풀어 주어야 한다.

03
뇌졸중이 젊어진다?

올해 38세인 민석 씨는 어느 날 갑자기 말이 어눌해지면서 입이 돌아가고 팔다리에 마비가 생겼다. 그는 16년 동안 매일 한 갑씩 담배를 피웠다고 말했다.

"담배가 해로운 건 잘 아니까 끊어야지, 생각은 했죠. 하지만 그동안 건강이 특별히 나쁜 것은 아니었어요."

진찰 결과, 민석 씨는 오른쪽 안면 마비 및 발음 장애가 있었고, 오른쪽 상하지 마비로 인해 걸음이 불안정했다. 뇌졸중일 확률이 높았다. 뇌 자기공명영상(MRI) 결과 급성 뇌경색 소견과 함께 왼쪽 중대뇌동맥이 심하게 좁아진 것이 관찰됐다.

큰 혈관이 완전히 막히기 전에 재빨리 병원을 찾아온 것이 다행이었다. 그 덕분에 적절한 치료가 이루어졌고, 더 이상 마비가 진행되지 않았다. 약물 치료와 함께 재활 치료를 진행하면서 마비 증상도 호전되고 있다. 하지만 뇌경색 원인을 추적 검사하는 과정에서 이전에 발견되지 않았던 당뇨와 고지혈증이 발견되어 이 두 가지 병에 대한 약물 치료를 시작했다.

젊은 층의 뇌졸중을 유발하는 주원인은 흡연이다. 분당서울대병원이 연구한 결과, 45세 이하 젊은 남성 뇌졸중 환자의 약 45%는 흡연, 29%는 고혈압이 주요 발병 원인인 것으로 밝혀졌다. 흡연은 뇌경색의 위험성을 약 1.5~2배, 뇌출혈은 2~4배가량 올리는 것으로 알려져 있다. 뿐만 아니라 담배를 피운 기간이 길고 하루에 피우는 담배의 양이 많을수록 뇌졸중 위험도가 높아진다.

직접 흡연뿐 아니라 간접흡연도 뇌졸중의 발생률을 높인다. 따라서 간접흡연에 노출되지 않으려는 노력이 필요하다. 그나마 다행인 것은 담배를 끊은 경우 위험도는 2년 후부터 감소하여 끊은 지 5년이 지나면 담배를 피운 적이 없는 사람과 비슷한 위험도를 가진다는 것이다. 담배는 하루라도 빨리 끊는 것이 최선이다.

일반적으로 15~45세 사이에 발생한 뇌졸중을 '청년기 뇌졸중'이라 말한다. 청년기 뇌졸중은 전체 뇌졸중 발생의 5~12% 정도를 차지한다. 또한 여성보다 남성에게서 발병률이 높다고 알려져 있다. 그 이유는 남성들이 음주량이 많고 흡연율이 높으며, 짜게 먹기 때문이다. 건전하지 않은 생활 습관으로 인해 뇌졸중의 위험 인자에 많이 노출되는 것이다.

청년기 뇌졸중이 무서운 이유는 후유증 때문이다. 사회에서 가장 활발하게 활동해야 하는 시기에 뇌졸중으로 인해 신체와 인지 기능 후유 장애를 입으면 삶이 얼마나 힘들어지겠는가? 또한 노년기에 비해 오랜 기간 장애를 가지고 살아야 하므로 가정과 사회에 큰 부담이 될 수도 있다.

불행 중 다행인 것은 청년기 뇌졸중 환자는 신경 재생 능력과 신체 기능의 회복 속도가 빠르다는 것이다. 그리고 노년기 뇌졸중에 비해 재발률이 낮고, 장기 예후가 비교적 좋다. 반드시 조기에 증상을 발견하고 뇌 건강 관리에 주의를 기울여야 한다. 흡연, 고지혈증, 고혈압은 재발을 부추기는 위험 인자들이니 항상 조심해야 한다.

뇌졸중
체크 포인트

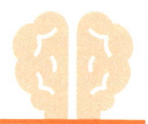

① 나이, 고혈압, 당뇨병, 고지혈증, 심장 질환, 부정맥 등이 뇌졸중의 위험 인자로 꼽힌다. 나이가 많을수록 발병 위험이 높아지지만 단순히 노인에게만 발생한다고 단정 지을 수는 없다.

② 실제로 뇌졸중 발병 연령대가 점점 낮아지고 있고, 젊은 환자가 늘고 있다. 가천대 길병원 뇌졸중 센터가 2000년 1월부터 2013년 9월까지 뇌졸중(초진)으로 방문한 환자를 조사한 결과, 30~40대가 18%를 차지했다.

③ 45세 이하 젊은 남성 뇌졸중 환자의 약 45%는 흡연, 29%는 고혈압이 주요 발병 원인이다.

04
뇌졸중이 무서운 진짜 이유

　영국의 마가렛 대처, 영국의 윈스턴 처칠. 미국의 프랭클린 루스벨트, 옛 소련의 이오시프 스탈린, 야구 감독 김인식의 공통점이 무엇인지 아는가? 비슷한 점이라고는 전혀 없어 보이는 이들에게 하나의 공통점이 있다. 그것은 바로 이들 모두 '뇌졸중'을 앓았다는 것이다.

　어느 날 갑자기 엄습해 오는 질환이라는 의미에서 뇌졸중을 '침묵의 살인자'라고 부르기도 한다. 그러나 엄격히 말해 발병이 갑작스러울 뿐 발병 원인은 우리의 생활 습관 속에서 차곡차곡 쌓이며 병을 키워 온 것이라 할 수 있다. 그런데 이 말을 반대로 이해하면, 뇌졸중은 생활의 작은 변화로부터 충분히 예방할 수 있는 질병이라고 볼 수 있다.

　전문가들이 뇌졸중을 특히 치명적인 질병이라고 손꼽는 이유는 크게 세 가지다.

1. 사망률이 높다.
2. 후유증이 심각하다.
3. 재발 가능성이 높다.

뇌졸중은 전 세계적으로 2초에 1명꼴로 발병하고, 6초에 한 명씩 사망한다. 국내에서도 단일 질환 사망 원인 1위를 차지할 만큼 치명적이다. 전 세계적으로 매년 1,500만 명이 넘는 환자가 발생하며, 그중 약 600만 명이 사망한다.

이뿐만이 아니다. 전 세계적으로 6명 중에 한 명은 살아가는 동안 뇌졸중을 경험한다. 60세 이상 인구에서는 전 세계 사망 원인 2위, 15세에서 59세 사이 연령대에서는 2위를 차지한다. 사망 원인을 장기별로 나눠서 분류하면 뇌졸중이 암을 제치고 1위를 차지한다. 암은 우리 몸의 모든 장기에서 발생하기 때문에 뇌졸중보다 순위가 낮다. 매년 10월 29일은 세계뇌졸중기구(World Stroke Organization)에서 정한 '세계 뇌졸중의 날'이다. 이 날은 치명적인 질환인 뇌졸중에 대한 경각심을 일깨우기 위해 만들어졌다.

한국도 예외가 아니다. 매년 약 10만 명의 뇌졸중 환자가 발생하고 있고, 20분에 한 명꼴로 사망한다. 뇌졸중 발병률이 연평균 2%씩 증가하는 상황인데도 사람들은 정확히 뇌졸중이 어떤 질환이고, 심지어 뇌졸중을 일으키는 위험 인자는 어떤 것인지 모르는 경우가 많다. 이는 2000년도에 뇌졸중 홍보를 하며 진행한 뇌졸중의 위험 인자에 대한 설문조사에서도 나타났다. 조사 결과에 의하면 뇌졸중 위험 인자를 한 가지도 알지 못하는 사람의 비율이 약 43.6%였다.

뇌졸중은 사망률이 높을 뿐 아니라 심각한 후유증을 남기는 무서운 질병이다. 사망하지 않은 환자들의 약 절반이 어떤 형태로든 뇌졸중으로 인한 후유증으로 고생한다. 뇌졸중을 앓은 환자의 건강 수명은 평균 4~5년 정도 줄어든다고 보면 된다. 뇌졸중의 후유증으로 가장 많이 나타나는 증상은 반신마비, 언어 장애 등이다. 뇌졸중 후유증에 대해서는 후에 더 자세히 알아보겠다.

문제는 뇌졸중 후유증이 길게 지속되면서 환자들이 육체적인 고통을 겪는 것은 물론 정신적으로도 매우 힘들어 한다는 것이다. 이 같은 사실은 고려대 구로병원 김지현 교수팀이 2013년 지역사회건강 설문조사 기록을 분석한 결과에서도 드러난다. 그 결과에 따르면, 뇌졸중 환자가 환자가 아닌 사람에 비해 자살에 관한 생각의 빈도나 자살 시도 위험성이 훨씬 높다는 것을 알 수 있다.

자살과 뇌졸중의 관계는 뚜렷하게 밝혀지지 않았다. 하지만 뇌 손상에 따른 생물학적 영향과 심리사회적 원인이 같이 작용하는 것이라고 추측할 수 있다. 뇌 손상은 뇌졸중 이후에 환자들에게서 나타나는 우울증에 영향을 미치는 것으로 알려져 왔다. 뇌졸중은 본인은 물론 가족에게도 큰 후유증을 남기는 질환인 만큼 예방이 최우선이다. 또 환자들에게는 사회의 지속적인 관심이 필요하다.

뇌졸중은 재발될 확률이 높은 질병이다. 따라서 완치됐다 하더라도 안심하지 말고 재발 방지에 신경 써야 한다. 뇌졸중에 한 번

걸리면 치료가 된 뒤에도 같은 혈관이나 다른 혈관에 다시 문제가 생기는 2차 뇌졸중의 발생 위험이 높다. 보통 처음 뇌졸중이 발병한 뒤 한 달 내 재발률은 1~4%, 1년 내 재발률은 5~25%, 5년 내 재발률은 20~40%로 점차 높아진다. 전체 뇌졸중 환자 중 4분의 1 정도가 5년 내 재발을 경험한다.

뇌졸중이 재발하면 매우 심각한 후유증이 남는다. 영국 옥스퍼드대 연구팀에 따르면 2차 뇌졸중의 경우, 사망률은 2배, 치매로 악화될 위험은 3배 높은 것으로 나타났다. 재발 원인은 크게 두 가지로 나뉜다. 혈전(혈액이 응고되어 생긴 덩어리)이 혈관을 막는 동맥 경화가 원인인 경우 같은 뇌혈관에서 재발될 가능성이 높다. 이럴 때는 혈전을 녹이고 굳지 않게 만드는 혈전용해제로 치료한다. 심방세동 같은 질환이 재발의 원인이 되기도 한다. 이런 경우 뇌졸중을 일으켰던 혈관보다 다른 뇌혈관이 막힐 위험이 크다. 따라서 뇌졸중을 앓은 경험이 있는 환자는 병이 재발되지 않도록 각별히 주의를 기울여야 한다. 재발을 방지하는 방법에 대해서는 이후에 더 자세하게 다루겠다.

2016년 '세계 뇌졸중의 날'의 테마는 '뇌졸중은 치료가 가능한 질환입니다(Stroke is treatable)'였다. 이는 뇌졸중이 치명적인 질환이기는 하지만 노력에 따라 얼마든지 치료가 가능하다는 것을 의미한다. 평상시에 뇌졸중에 대해 관심이 없었다면 지금부터라도 관심을 갖고 예방에 힘써야 한다. '가장 좋은 치료는 예방이다'라는 말을 다시 한 번 되새기자.

05
30, 40대를 긴장시키는 뇌

47세 주부 미정 씨에게 현기증이 나고 다리에 힘이 빠지는 증상이 나타났다. 그녀는 서둘러 동네 의원을 찾았다. 원장은 특별히 이상이 없다며 대학병원 신경과를 찾아가 보라는 소견서를 써 주었다. 미정 씨는 대학병원에 가서 검사와 진료를 받았다. 담당 의사의 소견은 다음과 같았다.

"과로에 따른 스트레스와 콜레스테롤 증가가 원인입니다."

의사는 증상과 관련된 약을 처방해 주었다. 뇌 전산화 단층촬영(CT)은 하지 않았다.

미정 씨는 이틀 후에 구토를 하다가 새벽 1시쯤에 쓰러졌다. 그녀는 뇌동맥이 파열되어 새벽 4시에 수술을 받았지만 결국 '뇌사' 판정을 받았다. 그녀가 응급실에 실려 왔을 때는 뇌출혈 5단계 중 4~4.5단계였다.

뇌 질환으로 돌연사하는 40대 중장년층이 늘고 있다. 그들은 가족을 부양하느라 한창 일을 하며 각종 질환에 쉽게 노출되어 있지만, 바쁘다는 핑계로 검사와 예방을 소홀히 하여 돌연사의 사각지대에 놓여 있다.

특히 건강검진을 받을 기회가 상대적으로 적은 주부나 자영업자들이 위험하다. 회사의 배려로 건강검진을 받는 직장인들도 뇌 질환보다는 암에만 신경을 쓴다. 사실 뇌 질환은 돌연사의 직접적인 원인이 되기 때문에 암보다 더 무섭다. 30~50대는 최소한 일년에 한 번 이상 뇌 자기공명영상(MRI)이나 뇌 전산화 단층촬영(CT)을 하고 질환에 대비할 필요가 있다.

그렇다면 대표적인 뇌 질환에는 어떤 것이 있을까? 가장 경계해야 할 질병은 뇌 속의 시한폭탄이라 불리는 뇌동맥류이다. 뇌동맥류는 뇌동맥의 혈관벽이 약해져 약한 혈관 부분이 꽈리 모양으로 커지는 질환이다. 꽈리 모양으로 늘어난 혈관이 터지면 지주막하출혈이 발생해 3분의 1은 사망하고 3분의 1은 심한 장애에 이른다. 그만큼 치명적이다.

뇌동맥류는 평소에는 모르고 지내다가 뇌출혈이 발생한 뒤에야 진단되던 질환이었다. 그런데 최근에는 건강검진에서 뇌 혈관 MRI 및 CT 촬영이 널리 시행되어 혈관이 파열되기 전 상태인 뇌동맥류(비파열 뇌동맥류)가 진단되는 경우가 많다. 비파열 뇌동맥류의 치료 방법은 개두(開頭)술인 결찰술과 혈관내시술인 색전술이다.

뇌동맥과 뇌동정맥 기형도 조심해야 할 질병 중 하나다. 뇌동정맥 기형이란 뇌 속의 동맥과 정맥이 모세 혈관을 통해 우리 몸의 세포에 산소와 영양분을 공급해야 하는데, 동맥과 정맥이 모세 혈관으로 이어지지 않고 동맥과 정맥이 서로 연결되는 것을 말한다. 이러한 동맥과 정맥을 기형핵이라고 부른다. 기형핵은 태아에서 뇌혈관이 만들어질 때 형성되며 혈관벽이 정상적인 혈관보다 가늘고 연약하다. 또한 동맥과 정맥이 직접 연결되어 혈류가 매우 빨라 파열될 경우 뇌출혈이나 지주막하출혈을 일으킨다. 뇌동정맥 기형의 50% 정도도 뇌출혈이나 지주막하출혈을 일으킨다.

50세 이하에서 발생하는, 뇌졸중 원인의 약 20%를 차지하는 무서운 질병이 바로 뇌동맥박리이다. 사람의 동맥벽은 총 세 겹, 즉 내막, 중막, 외막으로 되어 있다. 이 중 내막 표층에 균열이 생기면 혈액이 혈관벽으로 흘러들어 혈관벽이 찢어질 수 있다. 이를 동맥박리라고 한다. 박리가 일어나면 목에서 머리 뒷부분, 얼굴에 걸쳐 심한 두통이 생긴다. 이 같은 통증이 나타난 뒤 며칠 내에 본격적인 뇌졸중이 발생한다. 혈관벽의 외막 쪽에 박리가 일어나면 동맥류가 생기고, 이것이 파열되면 지주막하출혈이 일어난다.

마지막으로 뇌 질환은 아니지만 예방이 필요한 질환인 부정맥을 소개한다. 부정맥은 심장의 전기 자극이 잘 만들어지지 않거나 자극의 전달이 잘 이루어지지 않아 규칙적인 수축이 계속되지 않고, 심장 박동이 비정상적으로 빨라지거나, 늦어지거나, 혹은 불규칙하게 되는 현상을 일컫는다. 부정맥을 앓고 있는 환자라면 뇌졸중에 걸리지 않게 특히 조심해야 한다. 부정맥 중에서도 가장 흔한 유형인 심방세동 환자는 뇌졸중 발생 위험이 일반인에 비해 5배나 높다.

심방세동은 규칙적으로 뛰어야 하는 심방이 분당 300~400회 정도로 매우 빠르고 불규칙하게 뛰면서 혈전을 만들고, 이 혈전이 떨어져 나가 뇌혈관을 막으면서 뇌졸중을 일으키는 것이다. 심방세동에 의한 뇌졸중의 경우 1년 이내 사망률이 50%에 달해 다른 원인에 의한 뇌졸중보다 사망 위험이 2배나 높다. 또한 거동에 큰 장애를 동반한 뇌졸중 가능성도 2배 이상 높아 위험 부담이 매우 크다.

뇌졸중
체크 포인트

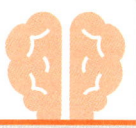

1. 건강검진을 받을 때 암 검사에만 중점을 둘 것이 아니라 뇌에도 관심을 갖는다.

2. 뇌 자기공명영상(MRI)이나 뇌 전산화 단층촬영(CT)을 통해 뇌 건강을 체크한다.

3. 건강검진을 받을 기회가 적은 주부, 자영업자는 뇌 건강을 지키기 위한 각별한 주의가 필요하다.

4. 평소에 30~50대가 주의해야 할 뇌 질환에 대해 미리 알아 둔다.

06
여성은 왜 뇌졸중에 약할까?

　세계뇌졸중기구의 2015년 글로벌 캠페인은 '여성과 뇌졸중'이었다. 뇌졸중으로 인해 사망하는 10명 중 6명은 여성으로, 사망률이 남성보다 높다. 여성들은 뇌졸중 발병 후에 남성에 비해 더 높은 비율로 인지 기능 저하를 호소한다. 뿐만 아니라 우울증과 같은 심각한 뇌졸중 후유증을 경험한다. 하지만 여성들은 뇌졸중 발생 이후 병원 방문이 늦고, 급성기에 치료를 받는 기회도 적다고 보고되어 있다. 이처럼 여성들의 뇌졸중 위험도가 높아 이를 제대로 알리고자 하는 차원에서 2014~2016년에 뇌졸중 캠페인을 진행한 것이다.

　뇌졸중으로 인한 후유증은 환자 본인뿐 아니라 가족에게도 큰 영향을 미친다. 사랑하는 가족이 뇌졸중에 걸리는 일은 충격 그 자체다. 사랑하는 아내가, 어머니가, 딸이 하루아침에 가족들을 알아보지 못하고 혼자 화장실도 다니지 못하게 될 수도 있다.

여성의 경우 평균 수명이 남성보다 길다. 그렇다 보니 여성은 뇌졸중이 발병하기 전에 남편과 사별하고 혼자 사는 경우가 많고, 뇌졸중이 발병하면 시설에 들어가는 일이 많다. 단절과 외로움이 커서 남성에 비해 우울증에 걸릴 위험이 더 높다. 따라서 뇌졸중 후유 장애의 회복이 느리다.

그렇다면 여성은 왜 남성보다 뇌졸중에 취약한 것일까? 그것은 여성에게 위험 인자가 많기 때문이다. 그 첫 번째는 편두통이다. 누구나 한 번쯤 겪는 편두통은 사춘기 또는 이른 성인기에 주로 시작된다. 편두통은 머릿속이 맥박이 뛰는 것처럼 쿵쾅거리고 한쪽 머리나 눈이 욱신거리는 증상이 따른다. 보통 이러한 증상이 반나절에서 수일 동안 지속된다.

그런데 이 편두통이 여성에게 더 흔하게 나타난다. 사춘기 전에는 남녀 성별에 따른 차이가 없지만 성인의 경우 남성보다 여성에게서 약 3배 많이 발생한다. 여성이 편두통을 더 많이 느끼는 이유는 여성 호르몬인 에스트로겐 때문이다.

편두통은 주로 초경을 시작하는 사춘기 무렵에 처음 느끼는 경우가 많다. 또 편두통이 있는 여성 환자의 60%는 월경 시작 전후에 편두통이 심해진다. 그리고 가임기 연령대의 편두통 발생률은 남성에 비해 5배 이상 증가한다. 이는 에스트로겐이 월경 기간 급격하게 변화하면서 두통에 영향을 주기 때문이다. 따라서 어떤 경우에는 편두통을 심한 생리통으로 오인하기도 한다.

임신 기간에는 에스트로겐이 고농도로 유지되어 일시적으로 두통이 호전될 수 있다. 후기로 갈수록 점점 더 좋아지는 경우도 있고, 아예 편두통이 나타나지 않는 경우도 있다. 그러나 출산 후에 다시 임신 전의 편두통 상태로 되돌아가는 경우가 많다. 모유 수유를 하는 동안에도 편두통이 좋아질 수 있는데, 이는 모유 수유를 할 때 통증을 억제하는 호르몬이 분비되기 때문이다.

편두통의 원인은 또 있다. 그것은 바로 경구 피임제이다. 경구 피임제의 주된 성분은 편두통의 주요 인자인 에스트로겐이다. 따라서 편두통이 심한 여성이 경구 피임제를 복용하면 편두통이 더 심해질 수 있으므로 주의해야 한다. 또한 시각, 감각, 언어에서 이상 조짐을 보이는 조짐 편두통 환자가 경구 피임제를 복용하면 뇌졸중의 발생 위험이 급격히 증가할 수 있다. 따라서 조짐 편두통 환자는 가능하면 경구 피임제를 복용하지 않는 것이 좋다.

마지막으로 언급할 여성들을 위협하는 위험 인자는 흡연이다. 식품의약품안전처 '의약품 안전 사용 매뉴얼'의 피임 편에 따르면 흡연을 하는 여성은 경구 피임제를 복용할 때 혈전색전성 또는 뇌혈관 질환을 일으킬 위험이 높아진다고 한다. 식약처는 이런 부작용이 현저히 나타나기 시작하는 35세 이상 여성은 반드시 금연을 해야 한다고 권고한다.

경구 피임제를 복용하면 심혈관계 부작용 발생 위험이 연령은 물론 흡연량과도 관계가 있는 것으로 나타났다. 최근 12년간 우리나라 경구 피임제 복용률은 40%가량 증가했다. 하지만 흡연으로 심혈관계 질환이 생기는 부작용을 아는 사람은 많지 않다. 그런데 연구 결과, 흡연으로 인한 폐해는 남성보다 여성에게 더 많이 나타난다고 한다. 여성은 남성에 비해 니코틴 대체재에 대한 치료 반응이 더 낮다. 또한 체중이 증가하는 두려움이나 우울증, 직장 업무와 육아를 병행하는 것에 스트레스를 많이 받는다. 그로 인해 담배에 대한 의존도가 남성보다 높은 편이다.

따라서 편두통이 심한 여성, 경구 피임제를 복용하는 여성, 흡연을 하는 여성은 뇌졸중에 관심을 갖고 예방에 힘써야 한다. 가정의 핵심인 여성이 뇌졸중으로 쓰러지는 것은 한 가정이 쓰러지는 것과 다름없다. 나아가 더 많은 여성에게 이러한 사실을 홍보하고 알릴 필요가 있다.

PART 2
구해 줘요, 119

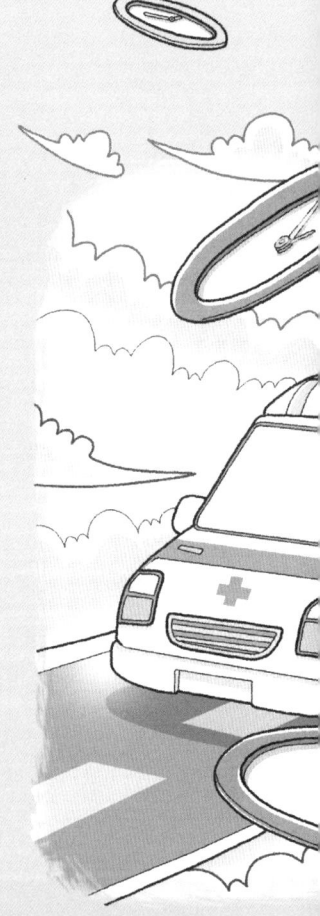

07 환자의 운명을 좌우하는 골든타임
08 넥타이부터 풀어야 하는 이유
09 일단 병원부터 갑시다!
10 뇌졸중 명명백백
11 증상이 호전되어도 방심은 금물!

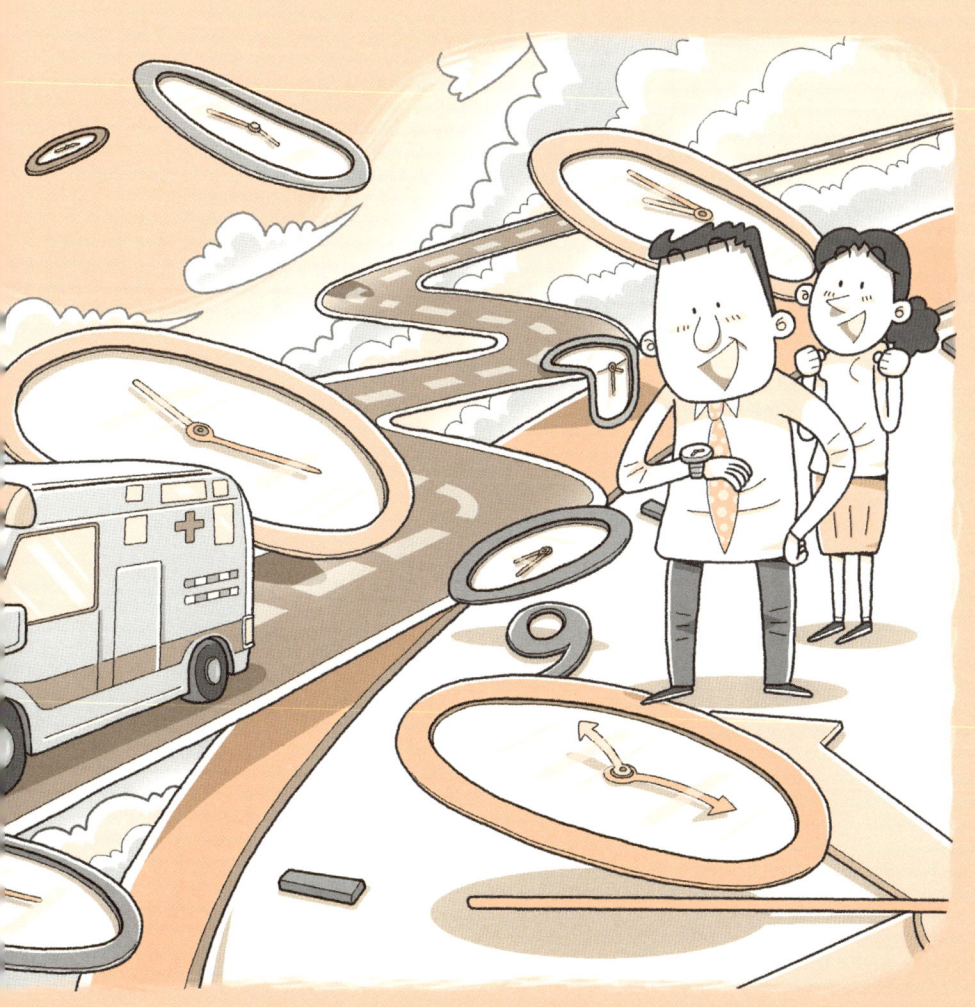

07
환자의 운명을 좌우하는 골든타임

  43세 회사원 태환 씨에게 병마가 찾아온 것은 지난해 2월 저녁이었다. 오랜만에 지인들과 술잔을 기울이고 있던 그는 갑자기 뒤통수에서 다이너마이트 심지가 타는 것 같은 뜨거운 기운을 느꼈다. 잠시 뒤에는 어지럼증이 느껴지더니 눈을 뜨기 힘들 정도로 몸 상태가 악화되었다. 상태가 심상치 않다고 느낀 태환 씨는 간신히 택시를 잡아타고 40분 거리에 있는 종합 병원으로 향했다. 그는 택시에서 계속 구토를 했고, 응급실에 도착한 후에는 점점 의식이 흐려져 혼수상태에 빠졌다.

  의료진은 태환 씨에게 뇌졸중의 일종인 뇌경색이라는 진단을 내렸다. 태환 씨의 주치의는 그의 병증은 뇌혈관 일부가 혈전에 막힌 뇌경색이라고 했다.

  "뇌경색 중에서도 상태가 매우 안 좋은 경우에 해당됐어요."

  즉시 혈전 억제제가 투여됐다. 그리고 막힌 혈관 쪽으로 혈류를 증가시키는 치료를 했다. 하지만 뇌가 붓는 뇌수종 증세가 나타나 수술이 필요했다. 뇌가 부어 뇌척수액의 흐름을 막아 뇌압이 올랐다. 그로 인해 뒤쪽 두개골과 뇌막을 열어 뇌압을 낮추는 수술을 했다. 뇌경색 환자가 수술까지 이르는 경우는 5~10%로, 흔하지 않다.

"뇌경색으로 쓰러졌다는 이야기를 주변에 하는 것 자체가 곤욕이었습니다."

치료와 수술이 성공적으로 이루어진 뒤에야 태환 씨는 그때의 상황을 회상했다. 태환 씨는 누구보다 자신의 몸에 대해 잘 알고 있다고 자부하고 건강 유지에 힘썼던지라 자신이 갑자기 쓰러진 것을 믿을 수 없었다. 건강 관리를 제대로 하지 못했다는 사실이 그를 부끄럽게 만들었다. 하지만 누구도 자신의 건강을 완벽하게 유지할 수 없다. 가뜩이나 건강 이상으로 몸이 아픈데 주변의 시선까지 신경 쓰며 위축될 필요는 없다.

태환 씨는 수술 3개월 만에 일상 업무에 복귀할 정도로 후유증이 거의 없이 회복됐다. 한쪽 몸이 마비되는 후유증이 흔한 뇌경색을 앓고도 예후가 좋은 데에는 이유가 있었다.

"응급 처치가 잘 이루어졌어요. 증세를 느끼면 태환 씨처럼 곧장 병원으로 와 전문가의 치료를 받아야 합니다."

4.5시간 안에 병원에 도착해 치료받은 뇌경색 환자의 3개월 뒤 일상생활 복귀율은 6~12시간 안에 치료를 받은 환자에 비해 26%, 12시간이 지난 후에 치료를 받은 환자에 비해 45%나 높다.

적절한 수술 시기도 후유증을 줄였다. 병원에 도착한 태환 씨의 증세는 점점 나빠졌는데, 적절한 수술 시점을 잡은 것이 큰 도움이 되었다. 또한 환자가 재활 치료에 적극적으로 임하는 자세도 매우 중요하다. 수술 직후 태환 씨는 손의 움직임이 부자연스러웠고 걷기도 힘들었다. 하지만 균형 잡기와 걷기, 업무에 복귀할 수 있도록 손을 단련하는 작업 치료, 근력 운동 등의 단계적 재활 치료를 거쳤다.

"큰 고비를 넘기고 제2의 삶을 살고 있습니다. 건강을 잃어 봐야 소중함을 안다더니 제 경우가 꼭 그렇습니다. 이전에는 짜고 맵고 기름진 음식을 좋아하고, 잠자는 시간도 불규칙하고 술, 담배도 즐겼지만 이제는 달라졌습니다."

그는 뇌경색 발병으로 인해 자신의 몸과 건강을 대하는 태도가 많이 달라졌다고 말했다.

뇌졸중 발병 후에 병증을 최소화하기 위해서는 골든타임 이내에 치료가 이루어져야 한다. 이는 백 번을 강조해도 부족함이 없다. 그런데 많은 사람이 이 시간을 놓치는 것은 증상이 나타나도 그것이 뇌졸중 증상인지 모르기 때문이다. 모르고, 혹은 별일 없을 것이라고 생각하고 시간을 끌다가 더 큰 화를 자초한다.

미국의 뇌졸중학회에서는 'F.A.S.T(빨리)'라는 간단한 단어로 뇌졸중의 증상에 대해 홍보하고 있다.

F(Face drooping): 안면 마비 증상을 의미한다. 얼굴에 비대칭이 오거나 자신도 모르게 침을 흘린다.

A(Arm weakness): 팔의 마비를 의미한다. 팔을 들지 못하거나 물건을 떨어뜨리는 증상을 보인다.

S(Speech difficulty): 언어 장애를 의미한다. 갑자기 말이 어눌해지거나 남의 말을 잘 이해하지 못한다.

T(Time to call 119): 위 세 가지 증상 중 어떤 증상이라도 나타날 경우 지체하지 말고 곧바로 119를 불러 병원에서 진단과 치료를 받아야 한다는 뜻이다.

이렇듯 뇌졸중 환자는 'FAST', 빨리 치료를 받아야 한다. 태환 씨의 경우처럼 뇌경색으로 혈관이 막힌 뇌졸중 환자는 시간에 따라 생사가 갈린다. 뇌에서 혈액이 빠져나가는 정맥에 늦어도 4~5시간 안에, 뇌에 혈액을 공급하는 동맥에는 6시간 안에 피딱지를 녹이는 혈전용해제를 투입하면 막힌 혈관이 뚫리면서 뇌혈관이 되살아난다. 뇌경색에 의한 뇌졸중 환자에게 가장 중요한 것은 시간과의 싸움이라는 이야기다.

뇌졸중으로 쓰러진 환자는 뇌세포 손상을 줄이기 위해 빨리 병원으로 옮겨져야 한다. 그 이상 시간이 지나면 뇌세포가 치명적 손상을 입어 위험해진다. 뇌졸중으로 뇌 일부분이 손상되면 그 부분이 담당하던 기능에 장애가 온다. 반신마비, 반신 감각 장애, 언어 장애, 발음 장애, 시력·시야 장애, 두통, 어지럼증, 의식 장애, 치매 등이 대표적인 증상이다.

  기후 변화로 인해 겨울마다 한파가 자주 찾아온다. 기온이 낮아지면 혈관이 수축되고 혈압이 높아져 뇌혈관이 막히거나 터질 위험이 증가한다. 뇌졸중은 일단 발생하면 사망할 가능성이 높고, 사망하지 않더라도 심각한 장애가 남는 경우가 많다. 찬바람이 불기 시작하는 10월부터 증가하기 시작해서 이듬해 3월까지 발병률이 높게 나타난다. 특히 고혈압이 있거나 심장 질환, 당뇨병 등을 앓고 있는 환자는 이 시기를 조심해야 한다.

08
넥타이부터 풀어야 하는 이유

　55세 재성 씨는 다른 날과 마찬가지로 아침에 일어나서 신문을 보고 있었다. 그러다가 갑자기 어지러움을 호소하면서 쓰러졌다. 다행히 가족들이 옆에 있었기 때문에 곧바로 119에 신고를 할 수 있었다.
　"빨리 이쪽으로 와 주세요!"
　119 구조대는 6분 만에 도착했다. 구조대원들이 현장에 도착했을 때 재성 씨는 평평한 곳에 누워 있었다. 출근하기 위해 매고 있던 넥타이를 풀고 머리를 살짝 높여 준 상태였다. 다행히도 그의 집은 필자의 병원과 가까웠다. 출근 시간이라서 길이 막힐 수도 있었지만, 경험이 많은 구조대원들이 최대한 빨리 갈 수 있는 길을 따라서 움직였다. 병원에서 뇌경색 진단을 받았지만 교과서에나 나올 법한 초기 대응과 응급 처치 덕분에 재성 씨는 건강한 모습으로 퇴원했다.

49세인 희옥 씨는 어느 날 갑자기 한쪽 팔다리가 마비되고 아무런 감각을 느낄 수 없는 증상을 보였다. 조금 지나면 괜찮아질 것이라 생각했지만, 다음 날이 되자 증세가 더 심해졌다.

"입을 벌리고 아, 해 봐!"

그녀의 남편이 급한 마음에 우황청심환을 입에 넣어 줬지만 삼키지 못했다. 마비 증세가 있을 때 억지로 약을 먹이면 기도를 막는 질식 위험이 따른다. 희옥 씨가 병원으로 옮겨진 것은 증상이 나타난 지 24시간도 더 지난 후였다. 희옥 씨는 결국 뇌경색 판정을 받았다. 심장에서 생긴 혈전이 혈류를 타고 흘러가 뇌혈관을 막아 버린 것이다. 희옥 씨는 이후 편마비 증상까지 왔고, 오랜 시간 힘겹게 재활 치료를 받아야 했다.

두 환자 모두 똑같이 뇌경색 판정을 받았지만 결과는 크게 달랐다. 그것은 응급 처치를 얼마나 바르게, 신속하게 했느냐와 그렇지 못했느냐의 차이였다. 뇌졸중이 발병하면 환자 본인이 자신의 증상에 대해 판단을 내리기 어렵기 때문에 주변에 있던 가족이나 동료가 빠르게 상황을 판단해 주어야 한다. 그래서 일반인들도 뇌졸중 전조 증상에 대해 상세하게 알아 둘 필요가 있다.

우선 뇌졸중이란 뇌 기능에 부분적 또는 전체적으로 급속히 발생한 장애가 상당 기간 이상 지속되는 것이다. 뇌혈관의 병 외에는 다른 원인을 찾을 수 없는 상태를 일컫는다.

전조 증상을 세부적으로 살펴보면 다음과 같다. 한쪽 팔다리가 마비되거나 감각이 이상할 경우, 말할 때 발음이 불분명하거나 말을 잘 하지 못하는 경우, 일어서거나 걸으려 할 때 자꾸 한쪽으로 넘어지는 경우, 주위가 뱅뱅 도는 것처럼 어지러운 경우, 갑자기 앞이 보이지 않거나 둘로 보이는 경우, 갑자기 벼락이 치듯 심한 두통이 오는 경우, 의식 장애로 깨워도 깨어나지 못하는 경우 등이다.

그렇다면 환자가 뇌졸중 전조 증상으로 정신을 잃었을 때, 주변인들은 어떻게 해야 할까? 주변에 뇌졸중 증상을 보이는 사람이 있을 때는 이렇게 대처해 보자.

1. 119에 신고한다. 구급차로 이동하면 전문인들이 조치를 취해 준다. 환자가 숨 쉬는 데 지장이 있을 때는 기도에 관을 넣고 혈압 조절, 뇌압강하제를 투여한다. 환자에게는 적절한 응급조치가 반드시 필요하므로 택시나 승용차가 아니라 반드시 구급차를 이용하는 것이 좋다.
2. 구급차가 오기 전까지 환자를 평평한 곳에 눕히고 머리를 10~20도 정도 올려 준다. 머리를 높여야 뇌의 압력이 떨어진다.
3. 상하의 옷을 느슨하게 해 준다. 넥타이를 매고 있다면 풀어 준다.
4. 숨길(기도)이 열릴 수 있도록 아래턱을 머리 쪽으로 올려 준다.
5. 환자가 구토를 할 때는 이물질이 기도를 통해 폐로 들어가지 못하도록 해야 한다. 고개를 옆으로 돌려 주고, 손가락으로 이물질을 닦아 준다.

6. 환자의 몸을 주무르거나 가슴으로 안아서 머리가 숙여지게 하지 말아야 한다. 숨 쉬는 데 지장을 주는 모든 행위는 삼가야 한다.
7. 쓰러져서 의식이 없을 때는 아무것도 먹이지 않는다. 약물이나 물도 먹여서는 안 된다.

09 일단 병원부터 갑시다!

지난 2014년 3월 10일, 부산에서 기적이 일어났다. 구급차가 조산의 위기에 처한 임산부를 싣고 부산의 한 고속도로를 지나고 있었다. 구급차가 사이렌을 울리자 차들은 일제히 구급차가 지나갈 수 있도록 길을 비켜 줬다. 이 광경은 바닷물이 갈라지는 '모세의 기적'과 같다고 해서 '부산 모세의 기적'이라고 불렸다. 시민들이 보여 준 놀라운 양보 정신과 배려로 인해 임산부는 무사히 아이를 출산할 수 있었다. 이후에도 이와 비슷한 사건이 전국 각지에서 몇 차례 더 일어나 시민들에게 감동을 주었다.

한시가 급한 응급 환자를 위해 길을 터 준 시민들의 양보 정신은 우리의 마음을 훈훈하게 한다. 하지만 응급 환자가 발생할 때마다 이와 같은 기적을 기대할 수 없는 것이 현실이다.

2011년부터 2013년까지 뇌졸중으로 인한 사망자 수는 연간 2만 5천 명 수준으로, 시간이 지나도 줄어들지 않는 것으로 나타났다.

치료 방법은 발전했지만 치료 결과는 그다지 나아지지 않았다. 도대체 왜 그런 것일까? 이는 미비한 시스템 때문이라 추측된다. 우리나라는 아직 환자를 신속하게 병원으로 이송할 수 있는 효율적인 환경이 마련되어 있지 않다.

뇌 속의 혈관이 막혀 발생하는 뇌경색의 경우에는 발생 직후부터 1분마다 무려 200만 개의 신경 세포가 손상된다. 이러한 상태가 수 분 또는 수 시간 지속될 경우, 결과는 최악으로 치닫는다. 자신의 신체 부위, 익숙한 사물이나 사람을 인식하지 못하는 장애를 비롯해서 운동 마비, 안면 마비 및 감각 저하, 발음 장애, 실어증 등 다양한 장애가 나타날 수 있다.

결국 일분일초라도 빨리 병원에 도착하는 것이 관건이다. 뇌졸중이 발병했을 때 119 구조대의 도움을 받으면 가장 빨리 병원에 갈 수 있다. 하지만 아직까지 이용률은 높지 않다. 그것은 뇌졸중 증상이나 119 구조대 이용에 대한 국민적 인식이 낮기 때문이다.

2010년 건강보험심사평가원의 보고서에 따르면 119 구조대를 이용한 뇌졸중 환자와 이용하지 않은 환자의 병원 도착 시간이 크게 차이가 났다. 각각 162분과 468분으로, 5시간 이상의 차이를 보였다. 뇌졸중 발생 후 1시간, 3시간, 6시간 이내에 병원에 도착한 환자의 이용 비율은 각각 24.8, 53.6, 69.1%였다. 이는 생각보다 많은 환자가 119 구조대를 이용하지 않는 것을 의미한다.

119 구조대 이용을 널리 알리는 것은 일반인을 대상으로 한 홍보와 교육을 통해 이루어질 수 있다. 여기에 구조대가 환자를 이

송하는 중에 뇌졸중이 의심되는 환자를 병원에 미리 알릴 수 있는 네트워크까지 구축되어야 한다. 그렇게만 되어도 더 많은 환자가 뇌졸중 후유증에서 벗어날 수 있다.

지난가을, 68세 김명남 할머니가 뇌졸중 증상을 보이고 병원으로 황급히 이송됐다. 다행히 가족들과 함께 있을 때 증상이 나타나 곧바로 응급실로 이송될 수 있었다. 의료진은 할머니의 왼쪽 중대뇌동맥이 막힌 뇌경색 상태임을 확인했다. CT를 통해 뇌출혈이 없음을 확인한 상태였기 때문에 곧바로 혈전용해제를 투여해야 했다. 하지만 노년층 환자에게는 혈전용해제 t-PA가 위험할 수도 있었다.

의료진은 가족들에게 할머니가 평소에 건강했고 치매 징후가 없다는 것을 확인한 뒤 약물 치료를 하기로 결정했다. 국소 마취를 한 뒤 사타구니를 통해 가느다란 관을 몸 안으로 집어넣어 뇌혈관을 막고 있는 혈전을 제거했다. 치료를 마친 할머니는 집중치료실에서 회복 기간을 거친 후에 건강한 상태로 퇴원했다.

노년층 환자에게 뇌졸중 발병은 자칫하면 치명적인 타격을 줄 수 있다. 위의 사례는 병원에 적절한 치료 환경이 마련되어 있고, 전문가들이 대기하고 있었기 때문에 환자를 위한 결정을 신속하게 내릴 수 있었다.

뇌졸중 환자가 병원으로 신속하게 이송되었다 해도 해당 병원에 적절한 치료 환경이 갖추어져 있지 못하면 의미가 없다. 환자가 이송된 첫 번째 병원에서 뇌졸중 치료를 할 수 없다고 다른 병원으로 옮기면 어떻게 될까? 그만큼 시간이 지체되고 치료 효과는 현격히 떨어질 수밖에 없다. 그래서 뇌졸중이 발생했을 때 가까이에 적절한 치료를 신속하게 받을 수 있는 의료 기관이 있는지 확인해 놓을 필요가 있다.

이상적으로는 뇌졸중 발병 후 4~5시간 이내에 혈전용해제 등의 치료제로 막힌 뇌동맥을 완전히 뚫어 주어야 한다. 치료가 제대로 이루어진다면 주요 뇌동맥이 완전히 막힌 환자 중에 90%에 가까운 환자가 3개월 후면 독립적인 생활이 가능하다. 치료 시작 시점이 빠르면 빠를수록 기능적 회복 가능성도 높다. 치료 시간을 45분 단축할 때마다 치료 성공률이 10%씩 증가한다.

이미 여러 선진국에서는 뇌졸중의 치료 효과를 높이기 위해 국가 차원의 노력이 이루어지고 있다. 대표적으로 핀란드 헬싱키 병원의 경우, 응급 구조원들이 현장에서 뇌졸중일 가능성이 높은 환자를 미리 선별해서 병원에 도착하기 전에 정보를 넘겨준다. 정보를 받은 병원은 뇌졸중 전문팀을 대기시키고 환자가 도착하면 즉시 뇌 촬영 검사실로 옮긴다. 진찰과 검사를 동시에 실시해 그만큼 시간을 단축시키는 것이다. 그로 인해 병원 도착 후 혈전용해술 치료 시작까지 걸리는 시간을 20분까지 단축했다. 119 구조대와 병원 간의 긴밀한 연계만 이루어져도 치료까지 걸리는 시간이 줄어들고, 치료 성공률이 올라간다.

우리나라도 이제 환자 이송부터 치료까지 체계적으로 관리할 수 있는 시스템이 필요하지 않을까? 다양한 교육 기회를 마련하여 뇌졸중 증상이 나타났을 때 대처하는 방법을 널리 알려야 한다. 또한 119 구조대와 병원 간에 환자의 상태를 미리 파악해 준비할 수 있는 네트워크를 구축한다면 더 많은 환자가 병을 극복하고 일상으로 돌아갈 수 있을 것이다.

10
뇌졸중 명명백백

몸에서는 벌써 이상 신호가 나타나는데 뇌졸중인지 아닌지 헷갈리면 문제가 심각해진다. 환자 이송이나 치료가 그만큼 늦어지기 때문이다. 우선 뇌졸중의 대표적인 증상부터 알아보자. 뇌졸중 증상은 침범된 부위에 따라 매우 다양하게 나타난다. 주요 증상은 다음과 같다.

1. **편마비:** 가장 중요한 뇌졸중의 증상으로, 한쪽 팔다리의 힘이 빠져 움직이기 힘들어진다. 걸을 수 없거나 손에 들고 있던 물건을 자주 떨어뜨린다. 운동신경은 대뇌에서 내려오다가 교차되기 때문에 한쪽 뇌에 이상이 생기면 반대쪽에 마비가 온다. 경우에 따라서는 팔다리의 감각도 같이 떨어져 남의 살처럼 느껴지기도 한다.

2. **언어 장애:** 갑자기 말을 하지 못하거나 다른 사람의 말을 알아듣지 못한다. 일부 환자는 상황에 맞지 않는 엉뚱한 말을 하기도 한다. 언어 중추는 대개 왼쪽 대뇌에 있기 때문에 오른쪽 마비와 같이 나타나는 경우가 많다. 발음이 새는 것도 뇌졸중의 증상이다.

3. **시각 장애와 시야 장애:** 눈앞의 사람이나 물체의 일부가 잘 보이지 않는 경우를 시야 장애라 한다. 손으로 눈을 한 쪽씩 교대로 가려 보았을 때, 양쪽 눈이 똑같이 잘 보이지 않으면 뇌의 문제이고, 한쪽 눈만 보이지 않으면 눈의 문제일 가능성이 높다. 시야 장애와는 달리 사람이 둘로 보이거나 일그러져 보이는 시각 장애도 뇌졸중 증상이다.

4. **어지럼증과 보행 장애:** 느닷없이 주위가 뱅뱅 도는 것처럼 어지럽거나, 걸을 때 술 취한 사람처럼 비틀거리고 한쪽으로 쓰러지려고 한다. 또한 팔다리 힘은 있는데 마음대로 움직임을 조절할 수 없게 되기도 한다.

5. **극심한 두통:** 출혈의 경우에는 이전에 전혀 경험하지 못한 심한 두통이 갑자기 나타난다. 흔히 두통과 함께 구토 증상이 나타난다. 삼킴 장애나 의식 장애도 뇌졸중 증상이다.

6. **무증상:** 드물게 아무런 증상 없이 뇌졸중이 발병할 수도 있다. 특히 뇌 조직 중에서 중요하지 않은 기능을 수행하는 부분에 손상이 오면 아무 증상도 나타나지 않는다. 건강검진 결과, 특별한 증상이 없는데도 뇌의 일부가 기능을 잃어 가는 것으로 진단될 때도 있다. 따라서 뇌졸중이나 심장 질환 등 가족력이 있다면 나이와 상관없이 검진을 받고, 가족력이 없는 사람도 40세 이후에는 정기적인 검진을 받아 보는 것이 좋다.

7. **일과성 뇌허혈 발작:** 이는 뇌졸중 증상이 발생하고 24시간 이내에 증상이 사라지는 것을 의미한다. 흔히 '미니 뇌졸중'이라고 불린다. 이와 같은 증상이 나타나면 3개월 안에 뇌졸중이 발병할 수 있다. 실제 뇌졸중을 겪었던 환자의 40%가 뇌졸중 이전에 일과성 뇌허혈 발작을 경험한 것으로 나타났다. 10명 중 4명꼴로 일과성 뇌허혈 발작을 경험한 환자가 이후 뇌졸중을 겪는 것이다.
증상은 뇌졸중의 5대 증상과 유사하다. 갑작스럽게 한쪽 팔다리나 얼굴에 마비가 오거나 감각 이상, 의식 장애, 언어 장애가 생긴다. 또한 시야 장애, 보행 장애, 어지럼증, 균형 장애, 원인이 설명되지 않는 심한 두통이 일어나기도 한다.

8. **치매:** 혈관성 치매는 뇌혈관 문제 때문에 인지 기능이 손상되는 것을 말한다. 증상은 뇌혈관 질환의 위치나 그 침범 정도에

따라 다양하게 나타날 수 있다. 정신 행동학적 증상으로는 시공간 능력 및 인지 기능 저하, 기억력 감퇴, 언어 능력 저하 등이 대표적이다. 이외에도 감각의 저하, 시야 장애, 안면 마비 등이 발생할 수 있다.

이러한 증상이 나타났을 때는 환자를 일분일초라도 신속하게 뇌 전문병원으로 이송해야 한다. 병원에 도착하면 환자의 증상에 따라 검사와 치료가 이루어지는데, 이에 대해서도 사전에 알고 있으면 도움이 된다. 우선 어떤 검사가 이루어지는지부터 살펴보자.

1. **병력 청취:** 우선 의료진이 발병 당시의 상황과 발병 이전에 다른 질병이 있었는지, 있다면 제대로 관리가 되었는지 등을 파악한다. 또한 혈전용해제 투여 여부를 결정하기 위해 언제 증상이 발행했는지를 질문하고, 환자 진찰을 통해 뇌졸중 가능성이 언제부터 있었는지 확인한다.

2. **검사:** 뇌졸중 진단을 위해 가장 중요한 것은 뇌 영상검사다. 그중 전산화 단층촬영(CT)은 뇌출혈을 쉽게 찾아낼 수 있어 자주 사용된다. 뇌 자기공명영상(MRI)은 작은 뇌졸중도 찾아낼 수 있는 가장 정확한 검사이다.

다음으로 치료법에 대해 알아보자. 뇌졸중이라고 해서 모두 같은 방법으로 치료를 하는 것이 아니다. 뇌졸중의 원인과 발생 시간 등 환자의 상태에 따라 달라진다.

먼저 급성기 환자의 치료법부터 알아보자. 급성기 뇌졸중 환자에게 효과가 인정된 것은 약물 치료법인 혈전용해제 요법이다. 하지만 이 경우 뇌출혈을 배제해야 하고 발병 후에 정맥으로 약물이 최대한 신속하게 투여되어야 한다. 많은 제약이 있어서 실제로 약물 치료를 받는 환자는 소수이다. 또한 부작용으로 뇌출혈이 발생할 수 있어 환자의 선택이 까다롭다.

급성기 뇌졸중의 악화를 막거나 재발을 방지하기 위한 약물로 항혈소판제를 사용하는데, 가장 대표적인 것이 아스피린이다. 이보다 더 효과가 좋다고 알려진 약물들이 있으나 상대적으로 고가이다. 심방세동과 같이 심장에 문제가 있는 경우 뇌졸중의 재발을 막으려면 항응고제를 사용한다. 최근 신약의 개발로 출혈 위험 정도가 낮고 혈액 검사도 필요 없게 되었다. 그러나 경제적 부담이 높은 단점이 있다.

근래에는 동맥 경화증으로 인한 목동맥의 협착을 흔히 볼 수 있는데, 정도가 심한 경우에는 수술이나 혈관성형술과 같은 시술을 고려하게 된다. 수술이나 시술을 했다고 약물 투여가 필요 없는 것은 아니다. 재발을 막기 위해 꾸준히 항혈소판제를 사용하게 된다. 드물게 머릿속의 동맥을 두피 동맥과 연결하여 새로운 혈액 통로를 만들어 주는 수술이 필요한 경우도 있고, 급성 뇌경색이 너무 커 정상 뇌를 심각하게 압박하는 경우 감압 수술을 해야 하는 경우도 있다.

  아스피린과 같은 약물 복용은 재발을 막기 위한 방법의 일부에 불과하다. 이보다 더 근본적으로 재발을 막는 방법은 환자 본인이 자기 관리를 철저히 하는 것이다. 이에 대해서는 이후에 더욱 자세하게 다루겠다.

11
증상이 호전되어도 방심은 금물!

영하의 혹한이 계속되던 어느 날, 덕영 씨는 50 평생 처음, 잊을 수 없는 무서운 경험을 했다. 이른 새벽에 출근하기 위해 집을 나섰는데, 갑자기 말이 어눌하게 나오고 오른쪽 팔다리에 힘이 빠지는 것이 아닌가. 마침 저 멀리에 아파트 단지를 순찰하던 경비원이 보였다. 덕영 씨는 필사적으로 손을 흔들어서 도움을 청했다.

"응급차 좀 불러 주세요!"

곧바로 병원에 가야 한다는 순간의 판단이 그를 살렸다. 덕영 씨는 직감적으로 자신이 심각한 상황에 처했음을 알아차렸다. 그가 그렇게 기지를 발휘할 수 있었던 것은 건강에 관심이 많아 평소에 건강에 관한 신문 기사를 읽고, 건강 프로그램을 시청한 덕분이었다.

덕영 씨는 곧바로 응급실로 이송됐다. 내원 당시에는 증상이 호전되어 안면 마비가 약하게 관찰되었고, 팔다리 마비 증상은 전혀 없는 상태였다. 증상을 꼼꼼하게 살펴본 의사가 말했다.

"급성 뇌경색 검사를 받아 보시죠. 우선 필요한 치료도 하겠습니다."

MRI 검사 후, 아니나 다를까 덕영 씨의 오른쪽 뇌에 뇌경색이 발견됐다. 심한 뇌혈관 협착까지 있어 증상이 더 진행될 수도 있는 상황이었다. 그런데 그때 덕영 씨가 뜻밖의 말을 건넸다.

"저, 퇴원하면 안 됩니까?"

"지금 환자분 상황이 좋지 않습니다. 입원해서 상황을 지켜보는 것이 좋겠습니다."

의사의 만류에도 그는 고집을 부렸다.

"치료를 받아서 그런지 아까 있던 증상이 없어졌어요. 이제 괜찮은 것 같아요."

"똑같은 증상이 다시 나타날 수도 있어요."

"사실은, 회사에 가서 중요하게 처리해야 할 일이 있습니다. 제가 가지 않으면 안 되거든요. 어서 빨리 가 봐야 해서요."

신속하게 응급실을 찾아왔던 덕영 씨가 마치 다른 사람이라도 된 것처럼 행동하자 의료진은 당황스러웠다. 그는 자신의 병증을 심각하게 받아들이지 않았다. 고집을 부리던 그는 결국 치료 도중에 자의 퇴원을 감행했다.

하지만 덕영 씨는 이틀 후에 다시 응급실을 찾았다. 아침에 일어나 보니 다시 왼쪽 팔다리에 힘이 빠진 것이 느껴졌기 때문이다. 지난번과 다르게 시간이 지나도 증상이 좋아지지 않았다. 안면 마비가 심해졌고, 팔다리도 스스로의 힘으로 들지 못하는 심각한 상태였다. 뇌경색 역시 더 진행되었고, 합병증이 발생할 수 있어 위험했다. 덕영 씨는 결국 중환자실에 입원해야 했다.

"검사 결과, 부정맥으로 인한 뇌경색입니다. 바로 항응고요법을 시행했고, 다행히 별다른 합병증은 없습니다."

"그럼 치료 가능한가요, 선생님?"

겁에 질린 표정으로 그가 물었다.

"몇 주간 입원 치료를 받으면서 경과를 지켜봐야 합니다."

덕영 씨는 상태가 호전되어 퇴원한 후에도 물리 치료와 약물 치료를 받으며 지내고 있다. 아직도 걸을 때 약간씩 절뚝거리는 정도의 후유증이 남았다. 덕영 씨가 초기에 치료만 잘 받았더라면 좋았을 거라는 생각이 들어 안타까웠다.

덕영 씨의 경우처럼 뇌경색이 발생한 환자는 재발할 확률이 높다. 보고에 의하면 1년 이내의 재발률은 13%, 5년 이내의 재발률은 30%이다. 그러나 적극적인 고혈압, 당뇨, 고지혈증 약 등을 복용하면 재발 위험률을 각각 43%, 47%, 28% 감소시킬 수 있다.

갑자기 발음이 어눌해지고, 어지럼증이 느껴지고, 몸의 한쪽 부분이 마비되었다가 어느 정도 시간이 지나자 정상으로 돌아온 경험을 한 사람이 있을 것이다. 이때 대부분의 사람은 피로가 쌓였거나 컨디션이 좋지 않아서 그런 것이라 생각하고 대수롭지 않게 지나간다.

덕영 씨는 실제로 뇌경색이 발견된 사례지만, 뇌경색 없이 일시적으로 증상이 나타날 수도 있다. 이를 '일과성 뇌허혈증'이라고 한다. 뇌졸중 발작에 앞서 일시적으로 발생하는 일종의 전조 증상이면서 일시적인 뇌의 혈액 부족 현상이다. 치료나 검사를 하지 않고 그냥 내버려 둔다면 뇌경색으로 이어질 수도 있다.

뇌경색은 일단 발생하면 돌이키기 어렵다. 거동부터 자유롭지 못하고 일상생활을 하는 데 지장이 있기 때문에 환자 본인도 힘들지만 가족들까지도 그 고통을 분담해야 한다. 따라서 무엇보다 예방이 중요하다. 조금이라도 뇌졸중이 의심되는 증상이 나타나면 가볍게 여기지 말고 전문의와 상담해 볼 것을 당부한다.

일과성 뇌허혈 발작
체크 포인트

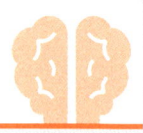

① 일과성 뇌허혈의 발작은 주로 나이가 들어감에 따라 발병률이 증가한다. 특히 고혈압, 당뇨병, 부정맥 등의 심장 질환이나 비만, 고지혈증, 흡연, 과음, 운동 부족, 수면 무호흡증, 경동맥 협착 등이 있으면 평소에 적극적으로 관리를 해야 한다.

② 일과성 뇌허혈의 증상은 뇌로 가는 혈액이 일시적으로 부족해서 생기는 뇌졸중 증상이 24시간 이내에 완전히 회복되는 것을 말한다. 뇌 혈류의 감소로 인해 국소적인 신경학적 증상이 주로 나타나며, 뇌혈관의 어느 부분에 이상이 있는가에 따라 다양한 증상이 나타날 수 있다. 한쪽 팔다리가 마비되거나 감각이 둔해지거나 말이 어눌해지거나 사물이 둘로 보이거나 이전에 경험해 보지 못한 심한 두통이 나타난다.

③ 24시간 이내에 증상이 호전되기 때문에 저절로 치료됐다고 생각하며 적절한 진료를 받지 않는 경우가 대부분이다. 하지만 일과성 뇌허혈 발작의 가장 중요한 임상적인 의미는 머지않아 뇌경색이 발생할 수도 있다는 경고나 전조 증상이다. 일과성 뇌허혈 발작이 발생한 후 10~20%의 환자에게서 90일 이내에 뇌경색이 발생하고, 이 중 50%가 48시간 이내에 발생한다. 따라서 증상이 회복되었다 하더라도 꼭 치료를 받아야 한다.

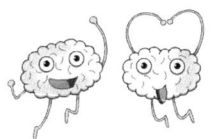

PART 3
당신의 생활 속에 뇌졸중이 있다

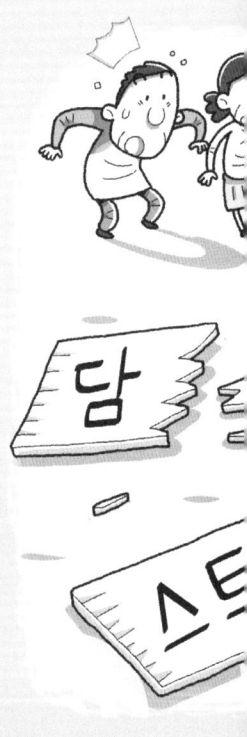

12 잘못된 습관이 병을 부른다
13 뇌를 좀 먹는 스트레스
14 혈관이 튼튼하려면
15 운동, 무턱대고 하지 마세요
16 비만이 뇌졸중을 부른다고요?
17 뇌졸중 한 갑 주세요
18 뇌졸중과 배변의 상관관계
19 방치하면 큰일, 대사증후군
20 외로움이 뇌를 해친다

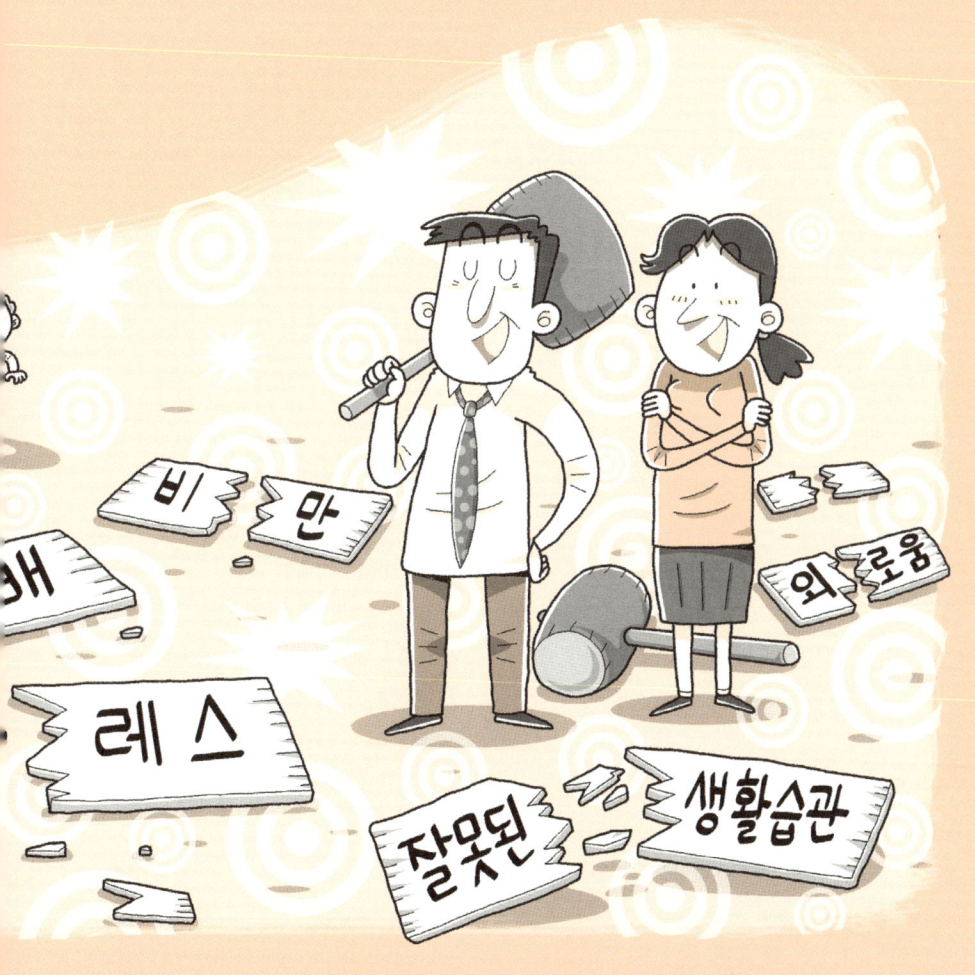

12
잘못된 습관이 병을 부른다

과거에 '성인병'이라고 불렸던 병이 요즘에는 '생활습관병'이라고 불린다. 자연히 생활습관병에 대한 세간의 관심이 커지고 있다. 생활습관병은 말 그대로 식습관, 운동 습관, 흡연, 음주 등의 생활 습관이 영향을 미쳐 발생하는 질환을 말한다. 뇌졸중의 원인이 되는 고혈압, 당뇨병, 비만, 고지혈증, 동맥 경화증 등이 여기에 해당된다.

그렇다면 생활습관병은 어떻게 대처해야 할까? 생활습관병을 예방하거나 치료하기 위해서는 약물을 사용하는 것보다 생활 습관을 고치는 것이 먼저다. 가장 먼저 식습관을 개선하고 술을 줄일 것을 권한다. 고혈압, 협심증, 심근 경색 같은 심혈관 질환의 위험을 줄이려면 염분을 하루 6g 이하로 섭취해야 하고, 과일, 채소, 저지방 식품을 섭취해야 한다. 술을 마실 때는 남자는 하루에 맥주 2잔 이하, 여자는 1잔 이하로 마셔야 한다. 금연을 하는 것

역시 중요하다.

생활습관병과 밀접한 관계를 갖고 있는 고혈압은 뇌졸중의 주요 위험 요인으로 꼽힌다. 고혈압은 국내 30세 이상 성인 중 약 30%가 앓고 있으며, 특히 30~40대 환자가 빠르게 늘고 있다.

과도한 음주와 흡연, 운동 부족 등의 생활 습관이 고혈압의 문제가 되는데, 대부분의 30~40대 환자는 자신이 고혈압을 앓고 있는지조차 모르고 있다는 분석이 나왔다. 30대 남성 환자 중 고혈압 치료를 받는 비율은 약 10%에 불과하다.

이렇게 생활습관병의 위험에 노출되어 있는 이들이 정작 이 병에 대해 잘 알지 못하고 있고, 치료하고자 노력하는 경우도 드물다. 왜 그런 것일까? 이유는 바로 자신은 아직 젊으니 건강하다고 자만하기 때문이다. 활발히 경제 활동을 하고 있고 자신의 건강을 자신하기 때문에 병에 대한 경각심이 부족한 것이다.

하지만 뇌졸중을 일으키는 원인 중 대부분은 생활 습관과 관련되어 있다. 사소한 습관이 쌓이고 쌓여 장기간에 걸쳐 뇌졸중 위험이 증가되기 때문에 사전에 예방할 시간이 충분하다.

뇌졸중을 불러오는 원인의 80%를 차지하는 주요한 원인 다섯 가지를 밝혀 낸 연구 결과가 있다. 캐나다 맥마스터대학교 연구팀은 캐나다, 독일, 중국 등 22개국에서 뇌졸중 이력이 있는 성인 3,000명과 뇌졸중 이력이 없는 건강한 성인 3,000명의 건강 자료를 분석했다.

그 결과, 뇌졸중을 일으키는 주 위험 요인으로 고혈압, 흡연, 스트레스, 복부 비만, 나쁜 식습관, 혈중 지방 수치, 당뇨병, 음주, 우울증, 심장 질환 등이 90%를 차지하고 있는 것으로 나타났다. 이 중에서도 특히 고혈압, 흡연, 스트레스, 나쁜 식습관, 복부 비만이 뇌졸중 위험 요인의 80%를 차지했다. 이 다섯 가지는 생활 습관을 바꾸기만 해도 조절할 수 있다.

뇌졸중을 예방하기 위해서는 혈압 관리가 최우선이다. 고혈압은 뇌출혈과 뇌경색 모두를 부를 수 있기 때문이다. 혈압 관리는 특별히 주의를 기울여야 한다. 혈압을 일정하게 관리하려면 짠 음식을 덜 먹고 규칙적으로 운동을 해야 한다. 뿐만 아니라 주기적으로 혈압을 측정하고 의사의 지시와 처방에 잘 따라야 한다.

뇌졸중 발병과 관련 있는 생활 습관을 한 가지 더 소개하면 바로 코골이다. 코골이를 별일 아닌 것으로 대수롭지 않게 여기는 사람이 많은데, 방치했다가는 큰 코 다칠 위험이 있다. 코를 심하게 골면 고혈압과 뇌졸중, 심근 경색 등을 유발할 수 있다는 연구 결과가 있다.

코골이는 수면 중에 좁은 기도로 공기가 통과하면서 연구개, 혀뿌리 등을 떨리게 해서 나타나는 증상이다. 이는 대표적인 수면 장애 증상 중 하나인 수면무호흡증을 부추긴다. 수면무호흡증은 기도 폐쇄로 호흡이 반복적으로 단절되어 혈중 산소도를 떨어뜨린다. 뇌에 산소 공급이 부족해지면 뇌졸중, 심혈관계 질환 등을 유발할 수 있다. 코골이를 단순한 잠버릇으로 여겨서는 안 되는 이유가 바로 이 때문이다.

그런데 구강 운동을 잘하는 것만으로도 코골이를 줄일 수 있다는 반가운 소식이 있다. 브라질의 한 연구진이 성인 40명을 대상으로 90일간 구강 운동을 실시한 결과, 코골이 증상이 개선됐다. 코골이를 줄이는 구강 운동법은 다음과 같다. 혀를 앞 아랫니에 대고 미는 동작을 반복한다. 너무 세게 하면 치아가 다칠 수도 있으니 가볍게 하는 것이 중요하다. 구강 운동으로도 코골이가 개선되지 않을 때는 전문병원에 찾아가 진단을 받고 치료를 받아야 한다.

13
뇌를 좀 먹는 스트레스

"우리는 생각하는 대로 된다."

영국 최초의 여성 총리인 마가렛 대처가 남긴 명언이다. 그녀는 12년간 영국에서 총리직을 맡으며 지도자로서의 면모와 강인함을 보여 주어 '철의 여인'이라 불렸다. 그녀는 '잠들지 않는 총리'라는 별명으로도 유명했다. 총리 시절에 하루 네 시간만 자고 업무를 본 일 중독자였다. 하지만 강인했던 그녀를 일시에 무너뜨린 것이 있었다. 그것은 바로 뇌졸중과 치매였다.

스트레스가 많은 일에 종사하면서 제대로 휴식을 취하지 않은 생활 습관이 그녀의 뇌에 질병을 일으켰을 가능성이 크다. 질병관리본부가 2012년에 뇌졸중을 처음 진단 받은 8,509명을 조사한 연구 결과 역시 스트레스와 뇌 질환의 상관관계를 설명해 준다.

'고혈압, 당뇨, 흡연 등 뇌졸중 위험 인자를 가진 사람들은 스트레스를 조심해야 한다.'

그렇다면 직업과 뇌졸중 사이에도 어떠한 상관관계가 있을까? 연구 결과에 따르면 음식점 종사자나 미용사 같은 서비스업 종사자들이 뇌졸중이나 심근 경색 등으로 조기에 사망할 가능성이 다른 직종에서 일하는 사람들에 비해 높다고 한다.

일본 국립국제의료연구센터 연구팀이 연구한 바에 따르면 간병인, 음식점 종사자, 미용사, 간호조무사, 여행 가이드 등의 서비스 업종 종사자가 뇌 질환과 심장 질환으로 사망할 위험이 가장 높았다. 판매직의 경우에도 뇌 질환으로 인한 사망 위험이 다른 직종에 비해 4.6배, 심장 질환은 3.7배 높았다. 이렇게 조기 사망 위험이 큰 직종의 경우, 근로 시간이 길고 스트레스가 폭발적으로 치솟을 수 있는 상황에 노출되는 일이 많다는 것이 특징이다. 이들은 스트레스를 해소하고자 흡연이나 음주에 기대는데, 이러한 습관이 또 다른 질병을 부른다.

또한 이혼이나 배우자 사망과 같은 불행한 사건이 뇌졸중 위험을 세 배나 끌어올린다는 연구 결과도 있다. 이렇게 우리의 뇌는 스트레스에 매우 취약하다. 갑작스럽게 폭발적으로 스트레스를 받을 경우, 뇌 질환을 일으킬 위험도 함께 높아진다.

그렇다면 스트레스를 어떻게 관리하는 것이 좋을까?

첫 번째 단계는 신체 리듬을 회복시키는 것이다. 규칙적인 생활 습관 지키기, 균형 잡힌 영양 섭취, 충분한 수면, 가벼운 운동이 필수이다.

두 번째 단계는 스트레스 배출이다. 걱정거리 털어놓기, 수다

떨기, 요가, 명상, 숲길 걷기, 멍 때리기 등이 도움이 된다.

세 번째 단계는 이완 요법인 복식 호흡 조절법이다. 천천히 5초간 숨을 깊이 들이쉬면서 아랫배를 최대한 부풀린 다음 숨을 5초간 천천히 내쉬면서 아랫배가 등에 닿을 만큼 최대한 꺼트리는 방법이다. 이를 10분간 반복한다. 또 다른 이완 요법은 점진적 근육 이완법이다. 발에 있는 근육을 팽팽하게 하고, 약 10초 동안 그 상태를 유지했다가 10초 동안 서서히 이완시킨다. 발끝에서부터 위로 올라가면서 몸 전체를 팽팽하게 힘을 주었다가 이완시키면서 긴장 완화에 집중한다. 이 역시 10분간 반복한다.

네 번째 단계는 인지 행동 요법이다. 우선 스트레스를 받았을 때의 사건, 상황, 생각, 감정 등을 기록한다. 나중에 마음이 평온해졌을 때 기록한 것을 보면서 스스로의 생활 형태, 스트레스의 원인 등을 파악하고 해결책을 찾는다. 사실 스트레스를 증폭시키는 원인은 잘못된 생각이나 습관에 있다. 이를 '인지왜곡'이라고 하는데, 이를 스스로 파악하고 바로잡을 수 있도록 전문의의 도움을 받는 것도 좋은 방법이다.

다섯 번째 단계는 심리적 해결 방법이다. 심리적 해결은 전문가가 정신적 성장을 도와줄 때 더욱 수월하게 이루어진다. 우리나라도 정신과 치료가 보편화되면서 환자들을 주눅 들게 하던 편견이 많이 사라졌다. 어려움에 처했을 때는 병원에 찾아가 상담과 적절한 치료를 받는 것이 좋다.

14
혈관이
튼튼하려면

미국의 루즈벨트 대통령이 뇌출혈로 사망했을 때 그의 혈압은 200mmHg 이상이었다. 세계의 대통령이라 칭송받는 그가 혈압 치료를 받지 못해 사망에 이른 것이다. 많은 사람이 혈관에 대해 오해하는 것이 있다.

'늙으면 혈압이 오르는 것이 정상이다. 오히려 혈압이 높아야 혈액 순환이 잘되는 것이다.'

하지만 의학이 발달하면서 혈관 건강에 대한 시각이 완전히 바뀌었다. 우리 몸의 혈관 길이는 약 12~13만km이다. 이 혈관은 크게 동맥과 정맥, 모세 혈관으로 나뉜다. 동맥 혈관은 혈액이 심장 밖으로 흐르고, 정맥 혈관은 온몸을 돌고 심장으로 돌아오며, 모세 혈관은 세포 곳곳으로 산소와 영양분을 나르기 위해 얇지만 넓은 단면적을 자랑한다.

그런데 혈관도 노화하고 병이 든다. 혈관 질환은 크게 뇌혈관 질환과 심장혈관 질환으로 분류한다. 대표적인 뇌혈관 질환이 바로 뇌졸중이다. 모두 뇌로 향하는 혈관의 순환 장애로 인해 나타나는 증상이다.

그렇다면 뇌혈관 질환의 원인은 무엇일까? 가장 중요한 원인은 탄력성이 떨어지는 것이다. 혈압이 정상인 사람은 일시적으로 혈압이 상승해도 별 문제가 없다. 하지만 동맥 경화증이나 고혈압, 당뇨병 등으로 혈관 탄력성이 떨어진 사람들은 약해진 혈관 부위가 터지거나 좁아진 부위가 막힐 수도 있다.

고혈압은 좁아진 혈관이 처절하게 저항하고 있는 상태라고 생각하면 된다. 혈관에 문제가 있고 혈류 흐름이 원활하지 못한 데다 설상가상으로 교감 신경까지 항진되어 열을 받거나 흥분하면 혈관이 더 수축하고 혈압은 상승한다. 이런 상황에 처하면 뇌졸중이 발병할 위험이 높아질 수밖에 없다.

그래서 뇌가 건강하려면 혈관이 건강해야 한다. 혈관에 가장 좋지 않은 위험 요소는 고혈압, 당뇨, 담배, 콜레스테롤, 스트레스 등이다. 스트레스 호르몬이 분비되면 혈관이 경직되면서 수축하고, 동맥 경화를 촉진한다. 지속적으로 스트레스를 받으면 혈관이 나빠질 수밖에 없다.

고혈압 증상이 없는 사람도 마음을 놓아서는 안 된다. 비만은 심혈관 건강을 위협하는 적이다. 정상 체중이라도 체지방이 많거나 뱃살이 지나치게 많으면 동맥 경화나 심뇌혈관 질환을 앓을 수도 있다. 당뇨 환자도 예외가 아니다. 당뇨가 원인이 되어 관상 동맥 질환이 발병했다는 이들이 적지 않다. 당뇨 자체가 혈관을 수축시키는 경향이 있고 당뇨로 인해 혈관에 노폐물이 많이 쌓여 혈관 질환이 발생하기도 한다.

이렇게 뇌혈관 환자나 혈관병이 있는 환자들에게는 아스피린을 복용하는 것이 도움이 된다. 어린이용 아스피린 1회 용량은 100㎎인데, 이는 혈액 순환을 도와주고 혈전을 방지한다. 여성은 폐경 이후, 남성은 50대부터 특히 과음을 자주하고 운동을 하지 않는다면 이틀에 한 알이라도 복용하는 것이 좋다. 하지만 그로 인한 소화 기능 장애, 발치, 수술 시에는 복용을 중단해야 한다. 복용 전에는 반드시 전문의와 상담을 할 것을 권한다.

끝으로 혈관을 건강하게 관리하기 위한 십계명을 소개한다.

1. 하루에 최소 6잔 이상의 물을 마셔라.

가급적이면 물을 많이 마시는 것이 좋다. 물은 혈액 순환에 도움을 줄 뿐 아니라 혈액을 맑게 한다.

2. 운동하라.

운동은 혈관을 청소하는 역할을 한다. 운동을 할 때 맥박이 어느 적정 수준까지 올라가면 온 몸의 혈액이 힘차게 흐른다. 혈관 벽에 콜레스테롤이 쌓여 있거나 노폐물이 있더라도 힘찬 혈액의 흐름으로 말끔히 씻겨 내려간다. 운동은 개개인의 건강과 운동 능력에 따라 조절해야 하지만 일반적으로 20~60분간 하는 것이 좋다. 일주일에 하루 이틀만 운동을 해서는 특별한 효과를 얻을 수 없다. 적어도 3일 이상, 주 5일 운동하는 것이 가장 효과적이다.

3. 채소를 많이 먹어라.

우리의 몸은 활성 산소에 의해 세포가 노화하는데, 몸에 쌓인 활성 산소는 혈관을 나쁘게 하는 주범이다. 항산화(antioxidant)는 말 그대로 산화(oxidant)의 반대말이다. 그래서 항(抗)산화가 중요하다. 항산화란 프리래디컬(free radical), 즉 활성 산소의 작용을 중화시키는 것을 말하는데, 녹황색 채소와 과일이 항산화에 탁월한 효과를 보인다. 중년 이후에는 유색 채소를 매일 꾸준히 먹어야 한다. 산화 작용을 억제하고 피를 맑게 해 주기 때문이다.

4. 술을 마실 때는 기분 좋게 마셔라.

과음은 금물이지만 마셔야 한다면 컨디션이 좋은 날, 나를 기분 좋게 만드는 사람과 마시는 것이 좋다. 술을 마실 때마다 얼굴이 붉어진다면 혈압을 체크해 봐야 한다. 혈관 질환을 악화시키는 원인 중에는 스트레스를 빼놓을 수 없다. 스트레스에 의해 분비된 아드레날린(adrenaline)에 의해 혈압이 올라갈 수도 있다.

5. 짠 음식을 피하라.

염분은 체액의 양을 증가시켜 혈압을 상승시키는 주요 원인이다. 한국인은 하루 평균 15~20g의 염분을 섭취해 권장치인 6g을 크게 웃돌고 있다. 체내에 염분이 축적되면 혈액량이 증가하고 말초 혈관의 저항이 증가할 뿐 아니라 동맥의 탄성도 감소할 수 있다.

6. 과식하지 말라.

혈관 건강을 위해서는 나쁜 콜레스테롤인 LDL을 낮추고, 착한 콜레스테롤인 HDL(고밀도 리포 단백질)을 높여야 한다. 과식을 하면 혈당이 급격히 올라 혈당을 낮추기 위해 인슐린이 다량 분비된다. 이는 대사증후군으로 이어질 수 있고 복부 비만을 부른다. 복부 비만은 각종 성인병의 원인이다.

7. 잘 때는 푹 자라.

심장을 건강하게 유지하려면 하루 7시간 정도 자는 것이 가장 좋다. 잠이 부족하면 스트레스 호르몬 수치에 변화가 생겨 혈관의 석회화 수치가 높아진다. 반대로 잠을 많이 자면 자는 도중에 자주 깨 몸의 교감 신경이 항진되어 혈관 질환이 발생할 가능성이 크다.

8. 식이 습관을 바꿔라.

음식을 조리할 때 동물성 지방을 피하고 콩기름이나 참기름 등의 식물성 기름을 쓰는 것이 좋다. 단, 몸에 좋은 식물성 기름이라도 장시간 열을 가하거나 조리 후 시간이 오래 지나면 트랜스 지방이 형성되므로 주의해야 한다.

9. 금연하라.

흡연은 심혈관 질환과 밀접한 연관이 있다. 담배 한 개비를 필 때 혈압은 10~20mmHg 상승한다. 또한 각종 유해 성분으로 혈전을 만들어 내고 혈관부를 손상시킨다. 혈관에 끼어 있던 콜레스테롤과 미네랄 등의 덩어리가 깨지면서 혈관이 막힐 수도 있다.

10. 아침 운동을 피하라.

혈관 질환이 의심되는 사람들은 추운 겨울 혹은 환절기에 아침 운동을 해서는 안 된다. 특히 과음을 한 다음 날 아침에 운동을 하는 것은 매우 위험하다. 아침에는 혈액이 묽지 않고 끈끈하다. 그런 상태에서 갑자기 차가운 공기에 노출되면 우리 몸의 교감 신경계가 활성화되고 말초동맥들이 수축하며 혈관 저항이 상승해 혈압이 올라가고 심장 동맥과 뇌혈관이 좁아진다. 최악의 경우 갑자기 쓰러져서 사망할 수도 있으므로 상당히 위험하다. 돌연사가 아침에 가장 많이 발생한다는 점을 기억해야 한다.

15
운동,
무턱대고 하지 마세요

    59세 영철 씨는 평소 고혈압과 당뇨병, 고지혈증을 앓고 있다. 그는 건강을 위해 꾸준히 운동을 하기로 결심했다. 지난가을에 친구들과 단풍도 볼 겸 등산을 하던 중, 영철 씨는 갑자기 정신을 잃고 쓰러졌다.

    "날씨가 좀 쌀쌀하긴 했어요. 그래도 별일 있겠나 했는데……."

    영철 씨는 응급 심폐소생술로 간신히 깨어났다. 지난해 뇌경색을 앓고 시술을 받은 적이 있기 때문에 가족과 주변 사람들은 가슴이 철렁했다.

    영철 씨처럼 평소 꾸준한 운동 등으로 건강을 관리하던 사람이 수면 중 혹은 운동 중에 예고 없이 갑자기 쓰러지거나 사망하는 일이 있다. 운동 중에 뇌졸중을 일으켜서 사망한 사람의 이야기를 주변에서 한 번쯤 들어본 적 있을 것이다. 이러한 돌연사는 혈관 내벽에 지질이 쌓이고, 혈관벽이 터지면서 만들어진 혈전이 혈관을 막아 발생한다.

특히 추운 겨울철에는 혈관 질환을 비롯한 뇌졸중, 심장 마비 발생 위험도가 높아져 주의해야 한다. 혈관은 우리 신체 중에서 날씨에 가장 예민한 기관이다. 급작스러운 기온 변화가 있거나 실내와 실외의 온도 차가 큰 겨울철에는 갑작스러운 수축으로 혈액 순환이 원활하게 이루어지지 않을 수도 있다. 또한 기온이 떨어지면 교감 신경계가 자극되면서 피부 혈관이 수축되기 때문에 심장은 큰 압력으로 전신에 혈액을 공급한다. 기온이 낮아질수록 혈압이 높아지는 것이 바로 이 때문이다. 따라서 심장병이나 고혈압 환자들에게 심한 운동은 치명적일 수 있다. 호흡이 가빠지면 심장에 부담이 늘어나므로 겨울철에 실외 운동을 할 때는 특히 조심해야 한다.

평소에 아침 운동을 하지 않았던 사람은 가급적이면 겨울에는 아침 운동을 하지 않는 것이 좋다. 매일 운동을 꾸준히 해 왔더라도 추운 날에는 옷을 충분히 입고 운동하는 것이 좋다. 추운 날씨에도 운동을 해야겠다면 실외보다는 실내에서 하는 것이 좋다.

피로 회복을 위해 목욕이나 사우나를 할 때도 여러 가지 주의가 요구된다. 피부 혈관이 확장되어 표피로 가는 혈액량이 많아지면서 상대적으로 심장과 뇌로 가는 혈액량이 감소해 일어서거나 자세를 바꿀 때 현기증을 느낄 수 있다. 또한 온탕에서 냉탕으로 갑자기 옮기는 행동도 삼가야 한다.

그렇다면 뇌졸중을 예방하기 위해서는 어떤 운동을 하는 것이 좋을까? 최근에 발표된 각종 연구 결과를 보면 조깅이나 걷기, 수영, 에어로빅 같은 유산소 운동을 지속적으로 하는 노인의 뇌혈관은 젊은이의 뇌혈관만큼 건강하다고 한다.

규칙적으로 유산소 운동을 하면 뇌혈관 지름 확장 효과가 나타나 뇌혈류 흐름이 좋아진다. 또한 혈류량의 감소와 뇌혈관 손실을 예방할 수 있다.

미국 사우스캐롤라이나대학의 연구팀도 심폐 기능 활성화를 돕는 유산소 운동이 뇌졸중을 예방한다고 발표했다. 심폐 기능이 좋은 사람은 뇌졸중에 영향을 미치는 혈관 질환 가족력, 당뇨병, 고혈압, 콜레스테롤 수치, 비만도, 흡연 여부와 관계없이 뇌졸중 위험이 낮았다.

그렇다면 뇌졸중 예방을 위한 운동을 어떻게, 얼마나 하는 것이 좋을까? 가장 좋은 것은 일주일에 다섯 번, 하루 30분 걷기 등의 심폐 운동이다. 심폐 기능 향상에 좋은 유산소 운동은 빨리 걷기, 달리기, 자전거 타기, 수영 등이 대표적이다.

단, 고혈압이 있으면 운동 종목과 운동량을 전문의와 함께 결정해야 한다. 비만 체형은 정상 체형보다 3배 이상 높은 고혈압 발병률을 보인다. 그러므로 적정한 몸무게를 유지하기 위해 꾸준히 운동해야 한다. 젊고 건강한 사람이라면 운동 강도를 자기 운동 능력의 50%부터 시작하고 85%까지 늘리는 것이 이상적이다. 혈압이 높거나 당뇨병, 심장병, 비만증 등 성인병이 있을 때는 40%에서 시작하는 것이 좋다.

뇌졸중 환자의 야외 활동
체크 포인트

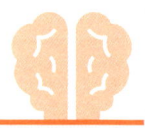

① 미세먼지를 피하라: 미세먼지 속 중금속은 뇌졸중 위험 요인을 안고 있는 사람이나 뇌졸중을 앓은 적이 있는 사람, 노약자에게 매우 위험하다. 따라서 미세먼지 농도가 짙은 날에는 야외 활동을 삼가는 것이 좋다.

② 외출 시 모자와 마스크는 필수다: 추운 날에 반드시 외출을 해야 한다면 모자와 마스크, 목도리로 체온을 유지시켜 주는 것이 중요하다. 특히 두피와 목, 입 주변은 체온 변화에 민감한데 그대로 노출되는 경우가 많다. 이곳만 따뜻하게 해 주어도 열 손실과 체온 저하를 막을 수 있다.

③ 더운 날도, 추운 날도 조심하라: 뇌졸중 환자는 추운 날만큼이나 더운 날도 조심해야 한다. 폭염으로 인한 주의보가 발생한 날에는 야외 활동을 피하는 것이 좋다.

④ 운동 후 음주는 위험하다: 운동을 한 후에 술을 마시는 것은 혈압을 올리고 뇌졸중 발병률도 높이는 위험한 행동이다. 운동을 한 후에는 휴식을 취해야 한다. 술을 마신 후에 곧바로 운동을 하는 것 또한 매우 위험하다.

16 비만이 뇌졸중을 부른다고요?

살이 찌면 가장 먼저 복부에 지방이 쌓인다. 복부 비만은 체지방이 분포하는 양상에 따라서 피하 지방과 내장 지방으로 나뉜다. 피하 지방이란 말 그대로 피부 밑의 지방을 말한다. 보기에는 조금 부끄러울 수 있지만 건강에 미치는 영향은 적다. 내장 지방이란 신체의 장기를 둘러싸고 있는 부위에 축적되는 지방이다. 피하 지방과 반대로 눈에 보이지는 않지만 건강에는 치명적이다.

여성은 피하 지방이 많은 반면, 남성은 내장 지방이 많다. 피하 지방은 엉덩이나 넓적다리, 상박부 등 몸 둘레의 피부 밑에 축적된 지방이다. 배를 둘러싸고 있어 옆구리 살이라고도 불리는 피하 지방은 만져 보면 푹신하고 손가락으로 두껍게 잡힌다.

내장 지방은 복부의 내장 주위와 내장 속에 축적되어 있다. 내장 지방은 배 속 장기 주위에 축적되어 있어 쉽게 빠지지 않는다. 짧은 시간에 너무 많은 영양분을 한꺼번에 섭취하면 전신으로 가지 못하고 대부분 가장 가까운 장소인 내장 지방으로 가 뱃살이 된다. 폭식이 내장 지방의 가장 큰 원인이다.

허리둘레가 남자의 경우 90㎝(35.4인치) 이상, 여자의 경우 85㎝(33.4인치) 이상이면 복부 비만이라고 진단한다. 허리둘레를 엉덩이둘레의 길이로 나눠 남자는 0.9, 여자는 0.8이 넘는 경우 내장 비만의 위험이 있는 것으로 볼 수 있다. 복부 비만의 유형을 정확히 구분하려면 복부 전산화 단층 촬영(CT)을 통해 피하 지방과 내장 지방의 비율을 알아봐야 한다. 몸무게는 정상 범위이지만 내장 지방이 축적되어 있는 마른 비만도 있어서 체중이 정상이더라도 비만이 아니라고 자신할 수는 없다.

내장 지방형 복부 비만이 위험한 이유는 심근 경색, 뇌졸중과 같은 뇌심혈 관계 질환의 발생 위험을 증가시키기 때문이다. 이렇게 성인병을 불러올 수 있는 초기 상태가 동반된 경우를 대사증후군이라고 하며, 대사증후군이 나타나면 비만에 대한 치료를 서둘러야 한다.

대사증후군과 밀접한 관계를 맺고 있는 내장 비만은 뇌졸중이나 협심증, 심근 경색을 유발할 가능성이 높다. 열량 과잉 섭취와 운동 부족으로 대사증후군 환자가 심장병으로 사망할 위험도는 정상인보다 남자는 1.6배, 여자는 2.7배에 이른다. 정상인과 비교할 때 뇌졸중 발병에 의한 사망 위험도 남자는 1.7배, 여자는 1.5배나 높다.

'젊은 뇌졸중'이 증가하는 대표적인 원인도 바로 비만과 고지혈증이다. 특히 비만은 고지혈증을 유발해서 뇌혈관을 약하게 만든다. 그렇다면 고지혈증은 무엇인가? 고지혈증은 우리 몸에 해로운 나쁜 콜레스테롤, 즉 LDL 콜레스테롤과 중성 지방 수치가 높은 이상지질혈증의 한 종류이다. 고지혈증을 오랜 기간 방치할 경우, 필요 이상으로 많은 지방질이 동맥벽에 달라붙어 혈관을 막거나 혈관벽을 두껍게 하고 동맥 경화를 일으킨다. 이는 심근 경색, 뇌경색 등 심뇌혈관 질환의 원인이 된다. 고지혈증은 뇌졸중 위험 원인 중에서도 가장 주요한 원인으로 꼽힌다.

통계에 따르면, 우리나라 인구 10명 중 6명이 과체중이거나 비만이다. 또한 우리나라 성인 4명 중 1명은 고지혈증 의심 환자라고 한다. 이 정도로 뇌졸중 위험 군에 속하는 사람이 많다.

원인은 무엇일까? 아마도 서구화가 된 식습관과 적은 운동량, 스트레스 해소를 위한 폭식과 폭음 때문일 것이다. 이러한 생활 습관이 자연스럽게 비만과 고지혈증으로 이어지게 된 것이다.

최근에는 고지혈증 치료의 목표가 바뀌었다. 단순히 콜레스테롤 수치를 낮추기보다는 궁극적으로 뇌심혈관 질환을 예방하는 쪽으로 치료가 이루어지고 있다. 이미 위험군에 속해 있다면, 식습관 개선과 운동을 병행할 것을 권한다. 필요하다면 약물을 통한 적극적인 치료도 고려해 보아야 한다. 미국심장협회, 미국뇌졸중학회는 뇌졸중 1차 예방 가이드라인을 통해 심혈관계 고위험군에

속하는 사람들에게는 생활 습관 개선과 스타틴 약물을 통해 고지혈증으로 인한 뇌심혈관 질환을 예방하고자 노력하고 있다.

건강식품 섭취를 통해 개선하는 것도 하나의 방법이다. 고지혈증을 치료하는 대표적인 물질은 폴리코사놀이다. 폴리코사놀은 식품의약품안전처로부터 안정성과 효능을 인정받은 물질이다. 좋은 콜레스테롤인 HDL은 콜레스테롤을 증가시킬 뿐 아니라 LDL 콜레스테롤 수치를 낮춘다.

뱃살을 빼기 위해서는 운동과 함께 식이조절이 필수이다. 폭음과 폭식, 흡연을 지양하고 기름기 있는 음식을 피해야 한다. 또한 하루 세끼 정해진 시간에 규칙적으로 고단백 저지방 식사를 하는 것이 좋다.

하지만 현실적으로 따져 보면 40대 이후 중장년층은 뱃살을 빼는 것이 쉽지 않다. 과중한 업무로 인해 운동할 시간이 없고, 운동을 해도 생각만큼 뱃살이 빠지지 않는다. 운동의 칼로리 소모량이 생각보다 적기 때문이다. 윗몸 일으키기나 뱃살 기구를 활용한 운동을 10분쯤 하면 소모되는 칼로리는 100 kcal 미만이다. 운동과 함께 반드시 식이조절을 해야 하는 것은 이처럼 한 가지 운동만으로는 효과를 볼 수 없기 때문이다.

연령대가 낮을수록 자신의 건강에 대한 자신감이 오히려 관리의 소홀함으로 이어지는 경우가 많다. 건강은 결코 자신할 수 있는 것이 아니다. 특히 어릴 때 뇌졸중과 같이 예후가 좋지 않은 질환을 앓게 되면 긴 시간을 후유증과 싸우며 견뎌야 한다. 흔히 노후 자금은 젊을 때부터 모으라고 말한다. 건강 관리는 어떤가? 일찍부터 혈관 건강을 챙겨 노후를 건강하게 보내는 것이야말로 진정한 투자가 아닐까?

17
뇌졸중
한 갑 주세요

하루에 담배 한 갑을 피우는 애연가인 44세 종구 씨는 담배를 피우면서 이런 생각을 했다.

'내년부터는 나도 금연을 해 볼까?'

주변 사람들이 금연을 할 때도 금연할 생각을 하지 않았던 그였지만 최근에는 생각이 조금씩 달라지고 있다. 건강이 예전 같지 않기 때문이다. 담뱃값 인상과 담배가 건강을 해친다는 말이 점점 더 강하게 그를 압박하고 있다.

'부쩍 늙은 거 같기도 하고……'

종구 씨는 요즘 들어서 주변 사람들로부터 나이가 들어 보인다는 소리를 많이 듣는다. 몇 년 전만 해도 동안이라는 소리를 들었는데, 어쩐지 얼굴이 부쩍 늙은 것 같아 속이 상했다.

"담배를 많이 피우니까 그렇지!"

담배 소리만 나오면 힐난을 퍼붓던 아내의 목소리가 들리는 것

같다. 하지만 흡연의 폐해를 알면서도 실천으로 옮기는 것이 쉽지 않다. 금연을 결심했다 하더라도 2~3일, 더 짧게는 2~3시간 만에 찾아오는 금단 증세가 담배 연기의 유혹을 뿌리치기 힘들게 만든다.

그런데 흡연은 당사자의 건강뿐 아니라 간접흡연으로 인해 가족이나 주변 사람의 건강까지 해칠 수 있다. 간접흡연은 담배를 피우는 순간만이 아니라 발암 물질과 독성 물질들이 흡연자의 몸이나 흡연 장소에 남아 영향을 미칠 수 있기 때문이다.

담배 연기 속에는 4,000여 종이나 되는 발암 물질과 독성 화학 물질이 들어 있다. 이 중 20여 종이 A급 발암 물질이다. 흡연은 혈관 수축과 혈압 상승, 이상지혈증을 일으키고 동맥 경화와 혈전 생성을 유도한다. 그로 인해 고혈압은 물론, 심근 경색과 협심증과 같은 관상 동맥 질환, 심부전, 대동맥과 말초동맥 질환, 부정맥 및 뇌졸중 위험까지 높인다.

'한 번에 바로 끊는 것은 어려우니까 일단 줄이기라도 해 보자.'
종구 씨는 이렇게 생각하면서 피우고 있던 담배를 서둘러 껐다.

최근 늘고 있는 젊은 남성 뇌졸중 환자 중 절반가량의 발병 원인이 담배를 끊지 못해서라는 연구 결과가 나왔다. 분당서울대학교병원 신경과와 서울의료원 연구팀은 뇌졸중 임상연구센터 데이터베이스를 이용해서 남녀별로 특정 나이대에서 어떤 위험 인자들이 얼마만큼 뇌졸중 발생에 기여하는지를 밝히기 위한 연구를 진행했다. 급성 뇌경색 환자 5,107명을 선별해서 건강한 대조군과 비교하는 방식으로 뇌졸중 발병 원인을 조사, 분석한 것이다.

그 결과, 45세 이하의 젊은 남성 45%가, 46세 이상, 65세 이하의 중년 남성 37%가 흡연 때문에 병을 얻을 것으로 나타났다. 다시 말해, 청장년 남성에게 흡연은 뇌졸중 발병의 가장 중요한 위험 요인이라는 것이다.

그렇다면 담배는 왜 해로운 것일까? 흡연을 할 때 발생하는 물질 중에 건강에 가장 해로운 물질은 세 가지이다. 첫 번째 물질은 타르이다. 이는 일반적으로 담배진이라고 불리는 독한 물질을 뜻한다. 수천 가지 독성 화학 물질이 이 속에 들어 있다. 담배가 우리 건강에 주는 해악의 대부분은 타르 속에 들어 있는 각종 독성 물질과 발암 물질에 의한 것이다.

두 번째 물질은 일산화탄소(CO)이다. 담배를 피우게 되면 혈중에 일산화탄소가 많아진다. 일산화탄소는 헤모글로빈에 대한 친화도가 200배나 높아서 적혈구의 산소 운반 능력을 약화시킨다. 혈액의 산소 운반 능력이 떨어져 만성 저산소증이 올 수 있다. 이는 신진대사 장애와 함께 혈관과 심장의 조기 노화 현상을 일으킨다. 종구 씨처럼 애연가들이 담배를 피우지 않는 사람보다 10년씩 늙어 보이는 것도 일산화탄소로 인한 노화 때문이다.

세 번째 물질은 니코틴이다. 니코틴은 담배의 습관성 중독을 일으키는 마약성 물질로, 담배 한 개비에는 10㎎ 정도의 니코틴이 포함되어 있다. 이 중 흡수되는 니코틴 양은 1㎎ 정도지만, 흡연

양상에 따라 3㎎을 넘을 수도 있다. 니코틴은 빠르게 동맥 내 혈류 속으로 흐르면서 심장을 거쳐 뇌로 운반되는데, 담배를 피우고 니코틴이 뇌에 도달하는 데 걸리는 시간은 7초 정도이다.

니코틴의 문제는 심장 박동수와 심장 수축력을 높인다는 것이다. 이는 신경계를 자극해서 심장과 혈관을 수축시키고 혈압을 올린다. 또한 혈관벽의 손상을 가져와 동맥 경화를 촉진시키고, 혈전을 만든다. 이 혈전 때문에 혈관이 갑자기 막혀 심근 경색, 뇌경색 같은 치명적인 질환이 나타날 수도 있다.

간접흡연 또한 심각한 문제다. 존스홉킨스대학 연구팀이 담배를 핀 적이 없는 평균 연령 18세 이상의 2만 8천여 명을 연구한 결과, 뇌졸중을 앓는 비흡연자들이 뇌졸중을 앓지 않는 사람들보다 가정 내 간접흡연에 지속적으로 노출되었을 가능성이 높았음이 입증되었다.

여성 흡연자의 경우에는 뇌졸중 발병 확률이 더 올라간다. 핀란드 헬싱키 의과대학의 연구 결과에 따르면 담배를 피우는 여성은 흡연량에 따라 출혈성 뇌졸중 위험이 3~8배 높다.

이처럼 담배는 이로운 점을 찾아볼 수 없다. 건강한 신체와 정신을 위해서라도 하루라도 빨리 금연을 하는 것이 최선이다.

18
뇌졸중과
배변의 상관관계

　언뜻 보면 변비와 뇌졸중은 아무런 관계가 없는 것 같다. 그런데 변비를 오랫동안 방치하면 심근 경색과 뇌졸중 위험이 최대 2배가 높아진다는 연구 결과가 발표됐다. 일본의 한 매체는 변비가 생명을 위협할 수도 있는 질병이라며 도호쿠대학의 연구 결과를 보도했다.

　나카모토 켄지 교수는 국민건강보험에 가입한 성인 남녀 4만 5,112명을 대상으로 1일 1회 이상 배변한 그룹과 2~3일에 1회 배변한 그룹, 4일에 1회 이하로 배변한 그룹으로 나눠 13년간 추적 조사를 진행했다. 연구팀은 이를 바탕으로 연구 대상의 배변 횟수와 사망 원인의 관련성을 분석했다. 그 결과, 연구 기간에 심혈관 질환으로 사망한 2,018명은 배변 빈도가 매우 낮았다. 1일 1회 이상 배변한 사람과 비교해 2~3일에 1회 배변한 사람들은 뇌졸중을 앓는 비율이 1.29배 높았고, 4일에 1회 이하 배변한 사람은 1.9

배 높았다.

왜 이런 결과가 나온 것일까? 뇌혈관 질환과 변비는 전혀 관계가 없는 듯 보이지만 배변을 할 때 혈압이 오르는 것은 확실하다. 또한 장내 세균의 변화로 고혈압, 동맥 경화 등 심혈관 질환을 일으킬 수 있다.

이것이 전부가 아니다. 배변은 생활 습관과 연관이 깊다. 변비에 걸린 사람들은 운동 부족, 식이섬유 부족, 수분 부족, 잘못된 다이어트 등 몸에 좋지 않은 습관을 가진 경우가 많다. 이런 습관들로 인해 혈액 순환이 나빠져 체내에 독소가 쌓이는 것이다. 몸에 쌓인 독소는 혈관 질병으로 이어질 가능성이 크다.

한 가지 놀라운 것은 이 연구 결과와 일본 국립암연구센터의 연구 결과에 따르면 의외로 변비와 대장암은 관계가 적은 것으로 나타났다는 점이다. 암센터가 시민 6만 명을 대상으로 한 연구 결과에 따르면 일주일에 2~3회 배변한 사람과 매일 배변한 사람과의 암 발병률은 차이가 없었다. 오히려 설사 증상이 심한 사람에게서 직장암이 나타날 확률이 높다는 것이 밝혀졌다. 흔히 변비가 대장암과 관련이 깊을 것이라고 생각하는데, 오히려 뇌 질환과 관련이 깊은 것으로 드러났다.

그렇다면 변비에 따른 증상은 구체적으로 어떤 것이 있을까? 배변을 할 때 무리한 힘이 필요하거나, 대변이 과도하게 딱딱하게 굳어 있거나 배변을 마치고도 완전하지 못하다는 느낌이 들 때 변비를 의심할 수 있다. 또 항문직장에서 폐쇄감이 느껴지고 배변 횟수가 주 3회 미만 등의 증상이 지속되는 경우를 변비라고 한다. 이와 같은 증상이 두 가지 이상 동반되면 변비에 걸린 것으로 봐야 한다.

변비가 계속되면 불쾌감과 스트레스가 동반되고 일시적으로 치료가 되어도 재발이 잦다. 그렇기 때문에 증상 개선 및 예방을 위해서는 생활 습관을 바꾸려는 노력이 필요하다. 규칙적인 식사 시간을 지키고 장 활동을 활발하게 돕는 식이섬유와 수분을 충분히 섭취하는 것이 좋다. 또한 가벼운 운동을 통해 장에 자극을 주는 것도 도움이 된다.

이와 함께 프로바이오틱스 유산균을 꾸준히 섭취하는 것을 추천한다. 프로바이오틱스 유산균은 장내 유해균을 억제하고 유익균을 증식시킨다. 이는 장운동을 촉진하기 때문에 원활한 배변 활동에 도움을 준다. 변비에 도움이 되는 발효 유산균은 시중에 다양한 형태로 나와 있다.

그러나 유산균을 섭취하는 것에만 그치지 말고 생활 습관과 식단을 개선해야 변비를 예방할 수 있다. 다음 소개하는 방법들을 기억하고 생활 속에서 실천하면 뇌혈관과 장, 두 가지 기관을 모두 건강하게 유지할 수 있을 것이다.

1. 규칙적인 생활 습관

생활 습관 교정으로 변비가 치료되는 경우가 많다. 규칙적으로 식사를 하고 채소와 과일을 자주 섭취하며 적당한 운동을 곁들이면 변비를 예방할 수 있다.

2. 꼭 기억해야 하는 3분과 30분

배변 시간은 3분 이내, 장운동이 가장 활발한 아침 식사 후 30분 이내로 정하고 지키는 것이 좋다. 또한 하루 30분 이상 운동을 하면 장운동이 활발해져 변비와 장 건강에 도움이 된다. 걷기와 달리기, 줄넘기 등 유산소 운동이나 요가를 추천한다.

3. 변비에 좋은 음식

식이섬유가 풍부한 채소와 과일, 해조류는 변비에 좋다. 또한 흰쌀보다는 잡곡이나 현미가 좋고, 요구르트와 물도 변비에 도움이 된다. 알로에는 초기 변비에는 도움이 될 수 있지만, 장기간 복용하면 대장흑색증을 유발할 수 있어 주의해야 한다.

고구마에는 몸 안의 독성을 없애거나 완화시키는 성분이 많아 변비 예방에 좋다. 특히 고구마에 포함된 얄라핀은 변비 해소와 예방에 좋은 것으로 알려져 있다. 뿐만 아니라 수용성 식이섬유도 풍부해 장운동을 원활하게 만들며, 배변 활동을 도와 장운동을 촉진시킨다. 고구마 내 식이섬유는 위에 머무는 시간이 길기 때문에 상대적으로 배고픔을 덜 느끼게 만들어 식사 대용으로도 좋다.

비타민C가 풍부한 키위는 면역력 강화와 항산화 효과가 있다. 또한 식이섬유인 펙틴이 풍부하다. 이런 가용성 식이섬유는 혈액에 녹아 당, 콜레스테롤과 같은 영양소의 흡수를 지연시키는 데 도움을 준다. 또한 키위 내 식이섬유는 변을 부드럽게 해 주고, 소화관 내 음식물의 이동을 원활하게 해 배변 활동에 효과적이다. 키위에 포함된 천연 효소인 액티니딘은 단백질 소화를 돕는 역할을 한다.

19
방치하면 큰일, 대사증후군

　대사증후군과 뇌졸중의 관계를 좀 더 자세히 다루어 보자. 우선 대사증후군이란 무엇인지 알아보자. 대사증후군은 신체의 체지방이 증가하면 인슐린의 저항성이 높아져서 발생하는 여러 가지 의학적 소견을 말한다.

　대사증후군으로 진단된 사람들은 동맥 경화가 빠른 속도로 진행하고, 혈전이 형성될 가능성이 높아진다. 뿐만 아니라 지방간을 유발하고, 신장과 눈의 합병증을 촉진해 삶의 질을 낮출 뿐 아니라 수명도 단축시킨다. 대사증후군을 오랜 시간 앓으면 고혈압, 당뇨병, 고지혈증, 각종 심혈관 질환이 나타난다. 이런 증상이 무서운 이유는 혈압이 장기간 높게 유지되면 혈관에 합병증이 와 뇌졸중을 유발할 수 있기 때문이다.

> **대사증후군의 진단 기준**
>
> 1. **허리둘레:** 남성의 경우 90cm 이상, 여성의 경우 80cm 이상
> 2. **혈중 중성지방(트리글리세라이드):** 150mg/dl 이상 혹은 약물 치료 중
> 3. **고밀도지단백 콜레스테롤(HDL):** 남성은 40mg/dl 미만, 여성은 50mg/dl 미만
> 4. **공복 혈당:** 100mg/dl 이상 혹은 제2형 당뇨병
> 5. **혈압:** 수축기 혈압 130mmHg 이상, 이완기 혈압 85mmHg 이상, 혈압약 복용

1번을 포함하여 나머지 항목 중 세 가지 이상이 해당되면 대사증후군으로 볼 수 있다. 우리나라에 대사증후군 환자가 990만 명까지 늘었다. 30대 이상 성인 4명 중 1명이 대사증후군을 앓고 있다고 생각하면 된다. 환자 수의 증가세를 보면 우리나라 성인의 건강을 위협하는 무서운 질병이 아닐 수 없다.

그렇다면 대사증후군은 왜 나타나는 것일까? 대사증후군을 일으키는 가장 중요한 원인은 운동 부족과 비만 때문에 생기는 체지방의 증가다. 특히 복부 비만이 높을수록 대사증후군에 걸릴 확률도 높은 것으로 나타났다. 따라서 운동과 체지방 감량이 반드시 필요하다. 평소 탄수화물과 지방을 많이 섭취했다면 그 양을 줄이고 대신 채소나 과일은 더 많이 먹는 쪽으로 식생활 습관을 바꿔야 한다.

식품안전청이 발표한 연구 결과에 따르면, 음식을 골고루 먹으면 편식하는 사람보다 복부 비만이 40% 이상 적었고, 대사증후군에 걸릴 위험도 20% 이상 감소했다. 또한 산책이나 조깅 같은 가벼운 운동을 하루 30분씩 꾸준히 하는 것이 중요하다. 승강기 대신 계단을 이용하거나 50분 동안 업무를 했다면 10분 정도 스트레칭을 하는 것도 좋다. 생활 속에서 운동하는 습관을 기르는 것이 큰 도움이 된다.

대사증후군이라는 병 역시 결국에는 나이와 체지방, 잘못된 생활 습관이라는 생활습관병과 뿌리를 같이한다. 지금부터 대사증후군을 예방하고 건강한 상태를 유지할 수 있는 연령대별 건강법을 알아보겠다.

30대의 건강 포인트는 금연이다. 생리학적으로 볼 때 인체는 30세를 고비로 서서히 하향곡선을 그린다. 30대는 젊은 나이이기는 하지만 그래도 건강에 관심을 기울여야 한다. 30대 건강 관리가 평생 건강을 좌우한다고 해도 과언이 아니다. 현재 담배를 피우고 있다면 반드시 끊도록 하라. 30대에 확실히 담배를 끊으면 8년의 시간을 더 살 수 있게 된다.

30대는 꾸준하게 운동하는 습관을 들여야 할 시기이기도 하다. 이 시기에 좋은 운동으로는 걷기, 달리기, 수영, 줄넘기, 자전거 타기인데, 이 모두 심폐력과 지구력을 단련시키는 운동이다. 기본 체력이 약한 사람은 스트레칭과 함께 고정식 자전거 타기, 빨리 걷기, 수영, 아령이나 바벨을 이용한 근력 운동을 하는 것이 좋다. 운동 시간은 하루 20~30분, 주 3~4회 정도 규칙적으로 서서히 강도를 높여 가는 것이 좋다. 운동의 효과는 보통 4~6주 후에 나타나며 3개월 후에는 체질 변화가 일어난다.

40대는 인생의 중요한 분기점 역할을 하는 나이이다. 의학계에서는 40대를 성인병이 시작되는 위기의 나이로 본다. 특히 우리나라의 40대는 과로가 많고 사망률이 세계적으로 높기 때문에 더욱 주의를 기울여야 한다.

그렇다면 40대는 어떻게 건강을 다스려야 할까? 40대의 건강 포인트는 스트레스와 비만 관리이다. 스트레스는 고혈압을 비롯해서 위궤양, 두통, 관절염, 피부 소양증, 비만, 과민성 대장염과 같은 질병을 유발한다. 그러므로 밀려오는 스트레스에 휩쓸리며 휘청거릴 것이 아니라 적극적으로 스트레스를 해소하고 예방할 방법을 찾아야 한다.

내가 어떤 상황에서 스트레스를 받는지 스트레스의 여러 가지 요소를 미리 파악해서 스스로 조절해 나가는 훈련을 해야 한다. 등산, 테니스, 여행이 스트레스 해소에 도움을 주기도 한다. 아침 산책, 일기 쓰기, 명상도 좋은 해결책이 될 수 있다.

운동을 할 때는 충분한 스트레칭과 함께 고정식 자전거 타기, 걷기, 속보, 근력 운동 정도를 하는 것이 좋다. 주의해야 할 것은 운동 강도를 낮추고 빈도는 늘려 일주일에 4~6일 운동하는 습관을 들이는 것이다.

또한 건강을 위해 반드시 필요한 것이 하나 더 있는데, 그것은 바로 식이 조절이다. 식사는 총 섭취 열량을 제한하되 일주일에 0.5~1.0㎏씩 점차적으로 감량해야 한다. 이때는 열량이 적으면서도 만복감을 주며, 위에 머무르는 시간이 긴 식품을 먹는 것이 좋다. 조리를 할 때는 담백하게 하여 식욕을 자극하지 않도록 하고, 외식을 할 때는 설탕이나 기름이 많이 들어간 음식을 피하는 것이 좋다.

50대에 들어서면 신체는 급격히 노화한다. 이때는 정년퇴직이라는 큰 변화가 기다리는 시기이기도 하다. 따라서 이 시기에는 어쩔 수 없이 삶의 질이 떨어질 수밖에 없다. 이때의 상실감을 잘 다스려야 한다.

신체적으로도 건강을 낙관하기 어려운 나이가 50대다. 의학계는 50대를 질병의 전성기가 열리는 시기로 본다. 따라서 50대에 들어서면 건강 관리에 특별히 주의를 기울여야 하는데, 혈압은 50대 건강을 좌우하는 주요한 지표이다. 혈압 관리만 잘해도 50대에 발생하는 많은 질병을 예방할 수 있기 때문이다. 혈압이 올라가면 그 상승 정도에 비례해서 뇌와 심장, 신장, 눈과 같은 장기에 손상이 올 확률이 높아진다.

50대의 운동은 가벼운 스트레칭과 함께 간단한 맨손 체조를 행하는 것이 좋다. 운동은 아침보다 오후에 하는 것이 더 안전하다. 특히 모든 운동에는 걷기를 병행해야 한다. 운동 시간은 하루에 20~40분 정도가 적당하다. 하루에 2회 정도로 나누어 하는 것도 좋고, 가능하면 매일 조금씩 하는 것이 효과적이다.

60대 이후의 건강 포인트는 기억력이다. 60대 이후의 건강 관리 목적은 질병의 완치보다는 기능의 유지나 회복에 있다. 그중에서도 가장 주의해야 할 점은 기억력 감퇴를 막는 일이다. 사실 기억력 감퇴도 노화의 한 과정이므로 근본적인 개선은 어렵다. 하지만 다음 페이지에 소개하는 방법을 이용하면 많은 도움이 된다.

끝으로 60대 이후의 운동법에 대해서 알아보자. 이 시기에는 걷는 운동이 가장 좋다. 일상생활에서 보행이나 경보를 꾸준히 하면 큰 도움이 된다. 처음부터 무리하게 운동하지 말고 서서히 강도를 증가시키면서 걷는 것이 바람직이다.

기억력 감퇴를 막는 방법

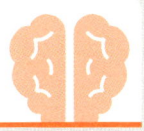

1. 기억하기 어려운 것들은 메모를 해 둔다. 금전출납부, 세금고지서, 영수증, 계산서 등을 한곳에 모아 두고 체계적으로 기록해 본다.
2. 시간은 자명종이나 타이머를, 해야 할 일은 자동응답기를 활용한다.
3. 기억을 불러일으키기 좋은 환경을 만들어 놓는다.
4. 기억하고자 하는 것을 시각화한다. 수, 단어, 불분명한 생각에 대한 이미지를 그림으로 표현하면 기억을 되살리는 데 도움이 된다.
5. 보고 듣는 세부 사항에 대해 의식적으로 집중한다. 기억을 위해서는 흥미를 느끼는 것이 중요하다.
6. 기억하려는 것과 이미 알고 있는 것을 머릿속에 떠올리는 연상법이나 그룹으로 묶어 기억하는 방법을 활용하는 것이 좋다.
7. 서로 연관이 없는 내용도 단순하고 특징적인 이야기나 노래로 만들면 기억하는 데 효과적이다.
8. 일련의 일들을 소리 내어 말해 본다. 예를 들어 세탁기에 세탁물을 넣고 "방금 빨래를 시작했다"고 소리 내어 말한다. 자신이 한 일을 환기시키면 잊어버리지 않고 기억할 확률이 높아진다.
9. 규칙적으로 운동을 한다. 육체적인 운동은 뇌 속의 산소량을 증가시키고 두뇌 활동을 촉진시켜 피로로 인한 기억 감퇴를 예방한다.
10. 이 모든 것을 반복적으로 꾸준하게 실천하는 것이 중요하다.

20
외로움이 뇌를 해친다

"외로움은 우리 사회에 퍼진 조용한 전염병이다."

연구 결과를 통해 외로움이 뇌졸중 발병 위험을 높이고 당뇨병에 걸린 것처럼 건강에 해롭다는 것이 밝혀졌다. 영국의 〈파이낸셜타임즈〉에 보도된 바에 따르면 요크대학 연구진이 21년 동안의 자료를 분석한 결과, 외로운 사람의 뇌졸중 발병 비율이 정상인에 비해 30%나 높게 나타났다. 또한 사회적으로 고립됐다고 느낀 사람의 조기 사망률은 정상인보다 무려 50%나 높게 나타났다.

많은 사람이 나이가 든 사람이 젊은 사람보다 더 외로울 것이라는 편견을 가지고 있다. 하지만 외로움은 나이와 아무런 관계가 없다. 영국 정신건강협회의 연구에 따르면 18~34세 젊은이들이 55세 이상의 사람들보다 외로움을 더 많이 느끼는 것으로 나타났다. 영국에는 약 100만 명이 만성적 외로움을 느끼는 것으로 조사됐다. 이들이 건강을 해치는 술과 담배, 햄버거 같은 패스트푸드 중독에 빠지는 비율도 높았다.

이에 앞서 미국 노스캐롤라이나대학에서 생애주기에 따른 미국인의 삶을 조사한 결과가 발표됐다. 청소년기와 노년기에 대인 관계가 건강에 어떤 영향을 미치는지 알아본 결과, 청소년기에 친구나 가족들과 잘 어울리지 못하면 염증에 걸릴 위험이 운동이 부족할 때만큼이나 높았다. 이 시기에 낮은 수준의 대인관계를 맺은 사람은 체질량 지수와 복부 둘레 수치가 높게 나타났다.

뿐만 아니라 외로움은 뇌졸중과 심장 질환의 발병 가능성을 높인다. 치매와 조기 사망, 면역 체계 약화, 고혈압 유발에도 악영향을 미친다. 외로움으로 인해 스트레스 호르몬 분비가 늘면 백혈구 생성이 줄어 면역 체계가 약화된다. 이는 외로움이 염증을 일으키는 유전자를 자극하고 우리의 몸을 허약하게 만드는 것이다.

이러한 연구 결과를 보면 외로움을 개인의 심리 상태로 축소하는 것은 매우 위험한 일이다. 우리는 외로움을 사회의 건강 문제로 접근할 필요가 있다. 국가가 국민의 비만이나 흡연에 신경을 쓰는 것처럼 개인이 느끼는 외로움에 대해서도 관심을 가질 필요가 있다. 영국에서는 '외로움 극복(End Loneliness) 캠페인'을 진행하고 있다. 외로움이 은퇴, 청년 실업 등의 사회적 현상과 결부된 문제인 만큼 사회 전체에 책임이 있다고 보는 것이다.

그렇다면 외로움에서 벗어나기 위해서는 어떤 노력이 필요할까? 널리 알려진 행복 지수의 구성 요소는 크게 세 가지이다.

1. 유전적 요인 50%
2. 돈, 학교, 직장 등 환경 10%
3. 행동, 태도, 사고방식 40%

이 밖에도 외로움에서 벗어나고 행복 지수를 높이기 위해서는 개개인이 일상생활에서 노력을 기울일 필요가 있다. 거창한 일이 일어나지 않아도 작은 습관이 모이면 행복 지수를 높일 수 있다. 그 방법을 소개한다.

1. 규칙적으로 웃어라.

행복이 웃음을 유발한다면 역으로 웃음이 행복을 가져올 수 있지 않을까? 사회과학자들이 실험을 통해 이를 밝혀냈다. 그들에 의하면 웃는 습관을 들이면 심리가 움직여 우울하고 괴로운 생각에서 벗어날 수 있다고 한다.

웃음은 스트레스 해소에도 도움을 준다. 혈액 순환이 원활해져 기분이 좋아지고 건강도 좋아진다. 자주 웃으면 뇌졸중에 걸릴 확률이 40%나 줄어들고, 수명도 4~5년 더 길어진다고 한다.

웃을 때는 웃는 표정을 최소한 15~30초 정도 유지해야 효과가 있다. 또한 규칙적으로 웃는 것이 좋다.

2. 수다를 떠는 대신 글을 써라.

많은 사람이 수다 떨기가 스트레스 해소에 도움이 된다 생각하지만 행복감을 끌어올리는 데는 효과가 없다. 일시적으로 기분이 나아질지는 몰라도 금방 원래 자리로 돌아온다.

수다를 떠는 것보다 더 효과적인 방법은 글을 쓰는 것이다. 말로 하는 것과 글로 쓰는 것의 차이는 상당히 크다. 다른 사람에게 고통스러운 경험을 이야기하는 것은 잡담을 한 것과 큰 차이가 없다. 그 대신 글로 쓰면 더 차분하고 체계적으로 생각하게 된다. 말로 할 때는 흥분할 수 있지만 글로 쓸 때는 흥분하다가도 곧 생각을 정리할 수 있다.

글쓰기가 행복감에 도움이 된다는 증거는 많다. 매주 배우자나 애인에게 자신의 생각과 감정을 글로 쓴 사람들은 헤어지지 않고 함께 살 확률이 20%나 높다는 연구 결과도 있다. 이들은 스트레스가 줄었을 뿐만 아니라 콜레스테롤 수치까지 현저하게 감소했다.

3. 경험을 사라.

많은 사람이 물건을 사면 기분 전환이 된다는 이유로 쇼핑을 한다. 그러나 쇼핑의 기쁨은 오래 가지 못한다. 머지않아 낡고 유행이 지나면 더 매력적인 물건이 눈에 들어온다. 하지만 물건 대신 경험을 사면 기쁨이 오래간다. 여행, 외식, 콘서트, 영화, 연극, 춤과 같은 경험을 사 보자.

경험은 사람들과 나눌 이야깃거리도 만들어 준다. 또한 경험에 대한 기억은 시간이 지나면서 왜곡되어 나쁜 기억은 지워지고 좋은 기억만 남는다. 목표를 이루어야 하거나 노력이 필요한 경험일수록 뇌에 긍정적인 자극을 준다. 그렇기 때문에 훨씬 오랫동안 행복 수준을 유지할 수 있다.

4. 주는 사람이 건강하다.

 돈을 받은 사람과 준 사람의 뇌를 촬영한 연구 결과가 있다. 자신의 돈이 필요한 사람에게 전달되는 것을 본 사람의 뇌 속 꼬리핵과 중격의지핵의 활동이 활발해졌다. 특히 자발적으로 기부할 때 두 영역의 활동은 매우 활발해졌다. 친구, 가족, 동료에게 작은 돈이나 선물을 주면 행복해진다. 다른 사람을 위해 천 원이라도 기부하면 나의 행복으로 돌아올 수 있다는 사실을 명심하자.

5. 누워 있으면 좋은 생각이 난다.

 누워 있는 것이 좋은 이유는 그 자세가 편하기 때문만이 아니다. 누워 있을 때 좋은 점은 두 가지이다. 첫째, 심리적으로 편안해진다. 둘째, 아이디어가 더 잘 떠오른다. 뇌 속에 청반이 활성화되면 약간의 생각만으로도 노르아드레날린이라는 스트레스 호르몬이 분비된다. 이 호르몬은 심장 박동을 빠르게 하고 혈액 순환을 원활하게 함으로써 에너지를 더 많이 방출시킨다. 서 있을 때는 중력이 상체의 피를 아래로 끌어당겨 청반의 활동을 증가시킨다. 반대로 누워 있을 때는 청반의 활동이 감소한다. 그래서 스트레스를 덜 받고 행복감을 느끼는 것이다.

6. 나쁜 일을 잊으려 애쓰지 마라.

생각은 하면 할수록 더 커지는 성질이 있다. 부정적인 생각일수록 더욱 그렇다. 다이어트를 하는 사람에게 초콜릿을 생각하지 말라고 이야기하면 그 사람은 오히려 초콜릿을 더 많이 먹게 된다. 중독성이 강한 어떤 노래가 자꾸 떠오를 때 그것을 의식할수록 계속해서 귓가에 맴돈다. 이와 같이 마음속에서 부정적인 생각을 쫓아내려고 할수록 괴로움은 줄어들기보다 늘어날 가능성이 높다.

나쁜 생각은 의식 자체를 하지 말아야 한다. 부정적인 생각을 잊으려 하는 시도를 하지 말고 주의를 딴 데로 돌려라. 몰두할 수 있는 다른 일을 찾는 것이 좋다.

7. 결정은 무의식에 맡겨라.

바둑을 둘 때 '장고 끝에 악수 둔다'는 말을 한다. 오랜 시간 고민해서 내린 결정과 무의식적으로 내린 결정을 비교한 실험이 있다. 전자보다 후자의 경우 후회할 확률이 더 낮았다. 우리는 최선의 결정을 하려고 하지만 능력이 제한적이다. 일이 복잡해지면 제대로 다루는 데 한계가 온다. 반대로 무의식은 복잡한 결정을 처리하는 데 훨씬 뛰어나다. 결정을 하는 데 있어서 좋은 방법은 결정하기 위해 무엇이 필요한지 파악한 뒤 의식을 딴 데로 돌리는 것이다. 그런 다음에 무의식에 결정을 맡기는 것이 좋다.

PART 4
칠전팔기의 노력으로, 뇌졸중 치료

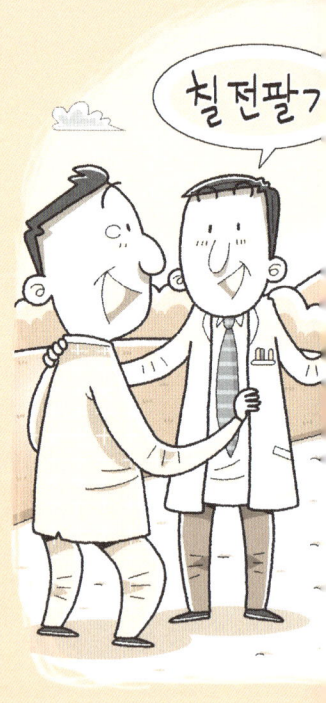

21 선생님, 합병증이 무서워요
22 치밀하고 완벽하게, 뇌졸중 수술
23 환자여, 절망하지 말지어다
24 재활의 성패, 마음먹기에 달렸다
25 호흡도 재활한다
26 때로는 환자보다 가족이 더 아프다

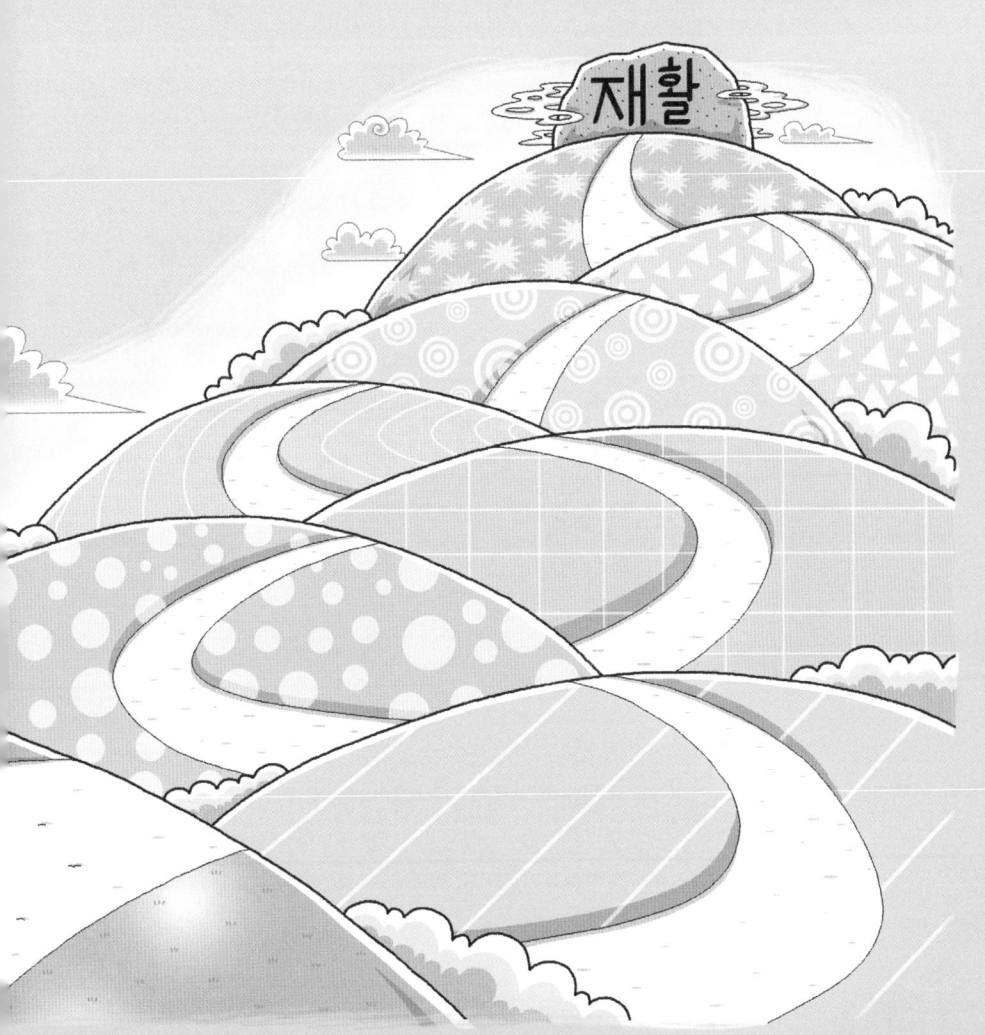

21
선생님,
합병증이 무서워요

　67세 순례 씨는 약 2년 전에 앓은 뇌경색으로 몸의 좌측이 모두 마비된 상태다. 그는 뇌경색 치료 후에 요양 병원에 있다가 아들의 집으로 들어가 치료를 받았다. 혼자 사는 아들이 어머니의 간병을 도맡았다. 순례 씨가 집에서 요양을 한 지 6개월이 되었을 즈음, 아들은 어머니를 모시고 병원을 찾았다. 순례 씨는 휠체어에 앉을 수 없어 이송 침대에 누운 채로 내원했다. 정상이었던 오른쪽 몸까지 매우 쇠약해진 상태였다.

　"어머니 엉덩이에 상처가 생겼는데 이게 뭔지……."

　아들은 죄인처럼 말을 얼버무렸다. 엉덩이 부위를 덮고 있던 거즈를 드러내니 노란 고름이 뒤엉켜 있었고, 냄새가 심하게 났다. 욕창이었다.

　그런데 욕창과 전신 쇠약만이 문제가 아니었다. 전신 관절에 경직과 구축(근육이 오그라든 상태)이 심해 관절이 펴지지 않았다. 아들은 어머니가 불면증이 심각해서 집 근처 병원에서 신경 안정제를 처방받아 장기간 투약했다고 말했다. 그것이 증세 악화로 이어진 것이다.

"어머니를 잘 돌봐 드리려고 집으로 모셨는데, 정말 할 말이 없네요."

순례 씨는 아들의 집으로 간 뒤 식욕이 떨어져 제대로 식사를 하지 못했다. 또한 엉덩이 근육 소실로 인한 뼈 부위 압박이 더 심해지면서 욕창이 발생했다. 더군다나 고독하게 방에만 있다 보니 우울증과, 불안, 불면증까지 악화되었다.

순례 씨는 약 3주간 치료를 받았다. 그 후 욕창이 많이 호전됐고, 약물 치료를 통해 불안과 불면증이 거의 조절되었다. 주치의로서 환자와 보호자 모두를 위해 퇴원 면담을 진행했고, 결국 순례 씨는 다시 요양 병원에 입원하기로 했다.

뇌졸중은 후유증이 심각하게 남는 대표적인 질병이다. 신체 기능은 뇌 기능과 밀접하게 연관되어 있기 때문에 뇌 기능에 직접적인 타격을 주는 뇌졸중은 신체 활동을 크게 저하시킨다. 그러나 초기에 빠르게 치료를 받으면, 추후에 발생하는 후유증과 합병증을 크게 줄일 수 있다. 설사 합병증이 발생했다 해도 꾸준한 재활 치료를 받으면 신체 활동성이 상당 부분 회복된다.

뇌졸중으로 인한 대표적인 합병증은 보행 장애와 편마비, 사지마비를 꼽을 수 있다. 운동 영역을 담당하는 대뇌 부위가 뇌졸중으로 손상을 받으면 그 부위의 지배를 받는 말초 운동 부위에 마비가 온다. 이는 초기 치료를 받고 한 달 이내에 회복되는 경우도 있지만 6개월 이상 지속되기도 한다.

이 밖에 감각 장애, 경직, 균형 장애, 사람을 알아보지 못하거나 숟가락, 젓가락 같은 익숙한 사물의 이름을 말하지 못하는 인지 기능 장애, 팔에 힘이 있지만 식사하는 방법을 잊는 실행증, 음식물을 삼킬 수 없는 삼킴 곤란, 우울증 등의 합병증이 나타날 수도 있다.

합병증을 최소화하기 위해서는 뇌졸중 발생 후 첫 몇 시간 동안의 치료가 매우 중요하다. 이 시간에 환자의 예후가 결정된다고 해도 과언이 아니다. 만약 뇌졸중의 발생으로 뇌 조직이 손상되는 동안 치료 시간이 지체되면 어떻게 될까? 사실상 약물 치료나 재활 치료로도 회복 불능한 상태가 될 수 있다.

따라서 뇌졸중은 허혈이나 출혈 상태를 회복하는 치료가 우선적으로 이루어져야 한다. 또한 급성기 뇌졸중의 재활 치료도 치료 시기가 빠를수록 환자의 일상생활 회복 수준을 올릴 수 있고, 합병증을 최소화할 수 있다.

일반적으로 뇌졸중의 재활 치료 시기는 뇌경색의 경우, 발생 일주일 전후에 실시하는 것이 좋고, 뇌출혈의 경우, 뇌압이 어느 정도 안정된 후에 실시하는 것이 좋다. 만약 수술을 했다면 안정기에 접근했을 때 실시하는 것이 좋다. 활동적인 재활 치료를 할 수 없는 중환자실에서도 욕창 방지와 삼킴 곤란, 요실금, 배변 기능 장애, 경직에 대한 접근이 필요하다.

　과거에는 허혈이나 출혈 압박으로 망가진 뇌세포는 재생이 어렵다고 여겼다. 하지만 최근 연구에 따르면 뇌의 '신경가소성'이라는 회복 능력으로 손상된 대뇌 피질이 주변의 환경에 의해 재구성되거나 적응할 수 있다고 한다. 뇌세포의 회복은 환자의 노력과 재활 치료가 얼마나 잘 이루어지느냐에 따라 회복 기간이 결정되는 것이다.

　재활 치료 시기를 놓쳐 증상이 악화되면 치료를 받고자 하는 의욕이 상실될 뿐 아니라 치료 자체가 어려워질 수 있다. 따라서 상담을 통해 적절한 시기에 재활 치료를 시작해야 한다. 극복하고자 하는 본인의 의지가 가장 중요하고, 그 의지가 꺾이지 않도록 주변 사람들이 믿음과 지지를 보내 주는 것이 필요하다.

뇌졸중
체크 포인트

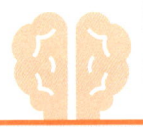

1. 뇌졸중으로 인한 대표적인 합병증은 보행 장애와 편마비, 사지 마비를 꼽을 수 있다. 운동 영역을 담당하는 대뇌 부위가 손상되면 말초 운동 부위에 마비가 온다.

2. 감각 장애, 경직, 운동 조화나 균형 장애, 인지 기능 장애, 실행증, 삼킴 곤란, 우울증, 욕창 등의 합병증이 나타날 수 있다.

3. 합병증을 최소화하기 위해서는 뇌졸중 발생 후 첫 몇 시간 동안의 치료가 중요하다.

4. 환자가 생활하는 환경, 전문 간병인의 돌봄, 환자 본인의 의지, 주변 사람들의 믿음과 지지가 매우 중요하다.

치밀하고 완벽하게, 뇌졸중 수술

58세 재용 씨는 갑자기 두통을 호소하며 병원을 찾았다. 진단 결과, 뇌동맥류 파열이었다. 두통이 계속되었지만 집에서 약을 복용하며 상태를 지켜보다가 호전되지 않자 병원을 찾은 것이다. 제때 병원 치료를 받지 않으면 뇌출혈로 목숨을 잃을 수도 있다. 재용 씨처럼 뇌동맥류 파열을 진단받은 환자는 반드시 치료를 받아야 한다.

뇌동맥류란 쉽게 말해서 뇌에 혈액을 공급하는 중요한 혈관의 일부가 풍선처럼 부풀어져 있는 상태를 말한다. 뇌동맥류가 파열되면 이를 감싸고 있는 지주막의 아래쪽에 피가 고이는데, 이를 뇌지주막하출혈이라고 한다. 진단을 위해 먼저 뇌 CT 촬영을 한다. 뇌지주막하 출혈이 의심되지만 CT에서 확인이 되지 않을 경우에는 요추부 천자를 통해 피가 섞인 뇌척수액을 확인한다. 여기까지는 뇌출혈이 있는지를 확인하는 검사다.

확인이 이루어지고 정확한 진단이 나오면 수술이 필요하다. 실제 파열된 뇌동맥류의 치료를 위해서는 뇌혈관조영술을 시행해야 한다. 동맥류의 발생 부위와 크기, 방향, 뇌혈관 상태 등 향후 치료와 수술에 대한 계획을 세운다.

48세 주부 선영 씨 역시 만성 두통에 시달리다가 약을 복용해도 가라앉지 않자 병원을 찾았다. 의료진은 자기공명영상(MRI) 기기 검사와 뇌혈관 조영 검사를 통해 약 5㎜ 크기의 뇌동맥류를 발견했다. 계속 방치되어 파열됐었다면 신체 마비와 같은 후유 장애가 발생하거나 생명까지 잃을 수도 있는 상태였다. 의료진은 사타구니의 대퇴부동맥을 통해 2㎜ 정도의 가느다란 관인 카테터(catheter)를 넣고, 뇌동맥류의 파열을 방지하는 코일색전술을 시행하기로 결정했다.

뇌동맥류는 시술(코일색전술)과 수술(클립결찰술)만이 유일한 치료법이다. 선영 씨의 경우 뇌동맥류 경부가 넓어 아주 힘들고 까다로운 상황이었다. 자칫 잘못하면 시술 뒤에 동맥류에 채워 넣은 코일이 빠져나올 수도 있는 상황이었다. 그래서 주동맥에 경부를 지지하는 스텐트(그물망)를 펴 넣은 뒤 뇌동맥류에 백금 코일을 채워 넣고 나서야 성공적으로 시술을 마칠 수 있었다. 뇌동맥류에 코일을 채워 넣는 것은 뇌동맥류 안으로 유입되는 혈류를 차단해 파열을 막는 것이다. 선영 씨는 코일색전술로 뇌출혈까지 갈 수 있는 위험한 고비를 무사히 넘기고 일상으로 돌아갔다.

뇌혈관이 터지거나 막힌 상황은 분초를 다툴 정도로 다급한 상황이다. 그러나 수술 부위가 뇌이므로 수술은 그 어떤 수술보다도 치밀하고 정확하게 이루어져야 한다. 그것이 뇌혈관수술이 고난도인 이유다. 일반인들이 전문적인 수술에 대해 모두 알 필요는 없지만 뇌졸중 치료와 예방 차원에서 어떤 수술이 있고, 어떻게 수술이 이루어지는지 알아 둘 필요가 있다. 그래서 보편적으로 가장 많이 이루어지는 수술에 대해 소개하고자 한다.

1. **뇌혈관조영술:** 뇌혈관조영술은 질환의 세부적인 사항들을 확인하고 치료 계획을 잡기 위한 진단 방법이다. 뇌졸중으로 병원에 온 환자들에게 가장 보편적으로 쓰이는 진단법이다. 뇌혈관조영술은 뇌혈관의 상태를 파악할 수 있는 가장 정확도가 높은 방법이다. CT나 MRI만으로는 진단 여부를 가리기가 부족하다. CT나 MRI는 뇌혈관조영술보다 먼저 이루어지는 최초의 검사이며 보조적인 의미의 진단 검사 방법이라고 할 수 있다.
   뇌혈관조영술은 하지의 대퇴동맥을 통해 관을 경부의 혈관에 삽입한다. 그런 다음에 조영제를 이용해 엑스레이(X-Ray) 상에서 혈관을 볼 수 있도록 한다.

2. **혈관내수술:** 뇌혈관조영술을 이용해서 미세도관을 손상된 혈관 부위에 위치시켜 치료하는 방법이다. 혈관내수술은 우리

가 '수술' 하면 일반적으로 떠올리는 수술과는 다르다. 마취와 절개가 필요한 이른바 관혈적인 수술이 아닌, 첨단 의학 영상술이라고 봐야 한다. 혈관내수술은 혈관 내에 미세도관을 삽입해서 이루어진다. 혈관내수술이 활용되는 범위는 매우 넓다. 뇌혈관 동맥류, 동정맥 기형, 경부와 두개강내 동맥협착증, 척추 혹은 척수의 혈관 질환, 뇌나 척추의 종양과 중추 신경계와 두경부의 각종 질환을 진단하고 치료한다.

3. **경피적 혈관성형술:** 경피적 혈관성형술은 뇌혈관이 좁아지거나 막혔을 때 주로 시행한다. 풍선 카테터를 이용해 좁아진 혈관을 넓혀 주고 혈전에 의해 막힌 경우 특수 기구를 이용해서 혈전을 제거한다. 경우에 따라서는 그물망(스텐트)을 넣어 혈액의 흐름을 원활하게 해 준다.

이는 혈전에 의한 뇌경색을 방지하기 위해서다. 필터를 설치해서 시술 중에 생기는 혈전 물질이 이 필터에 걸려 수술 부위로 흘러가지 않게 하는 장치이다. 동맥 경화증에 의해 경동맥이 좁아져 생기는 뇌경색의 경우, 재발을 방지하기 위해 이 방법을 많이 쓰며 수술을 받은 환자들의 예후가 좋은 것으로 확인되고 있다.

4. **대뇌동맥류결찰술과 코일색전술:** 동맥류를 치료하는 데에는 두 가지 방법이 있다. 첫 번째는 대뇌동맥류결찰술이다. 이는

머리를 열고 접근하여 직접적으로 혈관의 꽈리를 확인하고 클립을 이용하여 동맥류를 처리하는 수술법을 말한다. 두 번째는 코일색전술이다. 코일색전술의 장점은 머리를 직접 열지 않고 혈관 내로 접근하여 치료할 수 있다는 것이다. 동맥류의 위치나 모양, 출혈의 상태 등 여러 상황을 고려하여 둘 중 적절한 치료 방법을 선택하는 것이 중요하다.

23
환자여,
절망하지 말지어다

  미하엘 하네케 감독의 영화 중에 노부부의 죽음을 다룬 〈아무르〉라는 영화가 있다. 주인공인 조르주와 안느는 음악가 출신의 80대 부부다. 어느 날 아내가 뇌경색 수술을 받고 오른쪽 편마비를 얻어 집으로 돌아오면서 이 부부의 삶은 흔들린다. 안느는 남편에게 이렇게 말했다.

  "다시는 나를 입원시키지 말아 줘요."

  조르주는 안느를 열심히 간병했지만, 자존심이 강한 안느는 자신이 짐이 되는 것이 싫었다. 하지만 힘이 점점 약해져 자신의 몸을 통제할 수 없었다. 안느는 말을 똑바로 하지 못했고, 잠을 자다가 오줌을 싸기도 했다. 뇌졸중의 후유증 중 하나인 혈관성 치매 증상이 시작된 것이다. 딸과 사위는 안느를 입원시키자고 했지만 안느는 원하지 않았다.

  안느는 음식은 물론 물조차 삼키지 못해 천천히 말라 갔다. 보살핌을 받는 사람이나 보살피는 사람이나 무력함에 빠졌다. 조르주는 병원에 보내지 않겠다는 약속을 지키게 해 달라고 실랑이를 벌이다 안느의 뺨을 때렸고, 결국 안느를 베개로 눌러 질식사시켰다. 조르주는 꽃으로 시신을 장식하고, 방문을 테이프로 봉인한 뒤 장문의 편지를 쓰고 사라졌다. 딸이 그들의 집을 찾았을 때 잠긴 문 뒤로 안느의 시신은 꽃에 둘러싸인 채 썩어 가고 있었다.

영화 〈볼케이노〉에서도 이와 비슷한 상황이 연출된다. 주인공 하네스는 30년간 수위로 재직하다가 퇴임을 하는 날에 불현듯 자살을 시도했다. 며칠 뒤 진짜로 죽을 고비를 넘긴 그는 자식들의 대화를 엿듣고, 자식들이 자신을 싫어 한다는 사실을 알게 되었다. 이제라도 다정한 남편, 좋은 아버지가 되리라 결심한 그는 아내와 오붓한 시간을 갖지만, 아내는 뇌졸중으로 쓰러지고 끝내 회복하지 못했다.

하네스는 자식들의 만류에도 아내를 집으로 데려와 열심히 간병했지만 조금씩 지쳐 갔다. 자식들은 가끔씩 방문할 뿐 도움이 되지는 못했다. 결국 하네스는 의식 불명 상태에서 꺼이꺼이 우는 소리를 내는 아내를 베개로 눌러 질식사시켰다. 그리고 아내의 영구차와 함께 평생 그리던 고향으로 돌아갔다.

이 영화의 결말이 이렇게 비극적인 것은 평생 무뚝뚝하던 남편이 결심만으로 중증 환자의 수발을 감당하는 것이 힘들었기 때문이다. 어쩌면 의식이 없는 아내도 남편이 자신을 안락사시켜 주기를 원했을지도 모른다.

뇌졸중 환자나 가족들이 절망에 빠지는 것은 영화 속 이야기만이 아니다. 두 편의 영화가 현실을 바탕으로 했음을 뒷받침해 주는 통계가 있다. 조사 결과에 따르면 일반인에 비해 뇌졸중 환자의 자살 시도율이 3배 이상 높은 것으로 나타났다.

이는 고려대 구로병원 뇌신경센터 김지현 교수팀이 2013년에 지역 사회건강 조사자인 22만 8,735명의 설문조사 기록을 분석해 뇌졸중 환자 4,560명과 뇌졸중 환자가 아닌 22만 4,175명의 자살 생각과 자살 시도 위험성에 대해 분석한 결과다.

이 밖에도 뇌졸중 환자의 50% 이상이 우울증 증상을 경험한다고 알려져 있다. 뇌졸중과 우울증 증상의 관계에 대해서는 뚜렷하게 밝혀진 바가 없다. 하지만 대뇌의 기분이나 감정을 제어하는 영역인 좌측 전두엽과 양측 전두엽에 병변이 있을 경우 우울증이 발병할 가능성이 높다. 뇌졸중을 진단 받은 뒤 얻게 되는 우울증은 뇌에서 분비하는 카테콜아민이라는 물질의 고갈과 함께 후천적으로 얻게 되는 장애에 의한 정신적 스트레스에 의해 발병하는 것으로 추측하고 있다.

'혹시 나도 뇌졸중으로 인한 우울증이 아닐까?' 하는 생각이 든다면 다음 질문을 주의 깊게 살펴보라. 질문 중에 다섯 가지 이상이 해당되면 뇌졸중으로 인한 우울증을 의심해 보아야 한다.

1. 슬프거나 불안하거나 공허하다.
2. 희망이 없다고 느껴지고 부정적인 생각이 든다.

3. 죄책감이 들고, 자신이 가치 없고 도움이 되지 않는 존재로 여겨진다.
4. 성생활을 포함하여 전에 즐겨 했던 일이나 취미에 즐거움을 느낄 수 없다.
5. 항상 피곤하고 무기력함을 느낀다.
6. 집중하고, 기억하고, 결정을 내리는 일에 어려움을 느낀다.
7. 식욕이나 체중에 큰 변화가 있다.
8. 죽음이나 자살에 대해 자주 생각하거나 자살을 시도한 적이 있다.
9. 불안하여 가만히 있는 것이 힘들다.

뇌졸중 후의 우울증은 뇌졸중으로 인한 뇌의 변화, 즉 생화학적인 변화에 의한 것일 수도 있다. 또한 뇌졸중으로 인한 신체 장애나 생활의 변화로 인한 스트레스가 원인일 수도 있다.

우울증의 정도는 매우 다양하다. 보통 사람들도 경험하는 정도의 가벼운 것에서부터 일상생활을 계속할 수 없을 만큼 심각한 경우도 있다. 우울한 증상이 계속될 때는 긍정적인 생각을 하려고 노력해야 한다. 자신이 누구보다 가치 있고, 중요한 존재라는 것을 기억해야 한다. 또한 친구를 만나거나 산책을 하는 등 가벼운 활동을 통해 우울함을 떨쳐 버리는 것도 좋은 방법이다.

그런데도 우울한 증상이 계속될 때는 전문의와 상담을 해 보는 것이 좋다. 우울증은 치료를 통해 완치가 가능한 질환이다. 병원에서 우울증 치료에 흔히 사용하는 방법은 항우울제를 복약하는 것이다. 여기에 상담이나 다른 치료 방법을 사용하거나 병행하는 경우도 있다. 이때 주의해야 할 점이 있다. 항우울제가 뇌졸중 약물과 상호 작용을 일으킬 수 있다는 것이다. 반드시 복용 중인 약물을 주치의에게 알리고, 처방 받아야 한다.

또한 웃음 치료, 미술 치료 등의 사회 재활 프로그램이나 종교나 취미 등의 사회 활동을 지속적으로 하는 것이 우울증 증상을 완화시키는 데 큰 도움이 된다. 마지막으로 가족들의 관심도 중요하다. 환자가 심리적으로 안정을 취할 수 있도록 많은 대화를 나누고 함께하는 시간을 늘려야 한다.

뇌졸중 후 우울증은 치료 기간 중에 심각한 감정 기복, 수면 장애, 피로, 식욕 저하 등의 형태로 나타날 수 있다. 이처럼 우울증 증상이 지속되면 뇌졸중의 회복을 늦추고, 결과적으로 재활 치료를 통해 얻고자 하는 목표 달성을 어렵게 만든다.

뇌졸중 후 우울증
체크 포인트

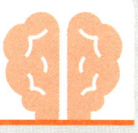

1. 뇌졸중 후 겪는 우울증은 심각한 감정 기복, 수면 장애, 피로, 식욕 저하 등의 형태로 나타난다.

2. 뇌졸중 후 우울증 치료를 위해 항우울제 처방을 고려해 봐야 한다.

3. 우울증 극복을 위해 사회 재활 프로그램이나 종교나 취미 등의 사회 활동을 지속적으로 하는 것이 중요하다.

4. 가족들의 관심과 응원이 반드시 필요하다. 환자가 일정 시간 이상 대화할 수 있도록 배려해 주고, 고독감을 느끼지 않게 해 주어야 한다.

24
재활의 성패, 마음먹기에 달렸다

　새 박사로 유명한 윤무부 교수는 2006년에 뇌혈관이 막히는 뇌경색으로 쓰러졌고, 그 후 혹독한 재활을 시작했다. 그는 뇌경색이 발병한 지 1년 만에 지팡이를 짚고 다시 걷는 데 성공했다. 최근에는 방송에도 출연해 자신만의 건강 십계명과 재활 노하우를 전파하고 있다. 오른손잡이였던 그는 퇴원 후 재활을 위해 왼손잡이 훈련을 했다. 그리고 일주일에 나흘은 경치 좋은 곳을 걷는다고 밝혔다.

　프로 야구계의 명장인 김인식 감독은 재활로 유명하다. 한때 그의 별명은 '재활의 신'이었다. 한화 감독 시절에 한물갔다고 평가된 선수들을 믿고 경기에 출전시켜 좋은 결과를 내고 얻은 별명이다. 그는 뇌경색을 진단 받고 힘겨운 재활에 성공하여 야구계로 돌아왔다. 김인식 감독은 지난 2004년에 뇌경색으로 쓰러졌다.

그는 입원을 한 후에 두꺼운 끈으로 마비된 오른쪽 부위를 고정시키고 재활 기구를 이용해 움직이는 연습을 하루도 빠지지 않고 6시간씩 했다고 한다.

국내에서는 해마다 12~15만 명의 뇌졸중 환자가 발생한다. 안타깝게도 이 중에서 2~3만 명이 사망한다. 생존한 10만 명의 환자 중에 치료 후에 퇴원하는 4만 명을 제외한 6만 명에게는 지속적인 회복기 치료, 즉 재활이 요구된다. 재활은 분명 쉬운 일이 아니다. 하지만 일상에서의 꾸준한 재활로 사회로 복귀하는 환자도 적지 않다.

뇌졸중 재활 치료의 관건은 '시기'이다. 최대한 빨리 시작할수록 빨리 회복된다. 죽은 뇌세포가 되살아나지는 않지만, 주위 세포들이 그 기능을 대신해 마비 등의 후유증이 점차 좋아진다.

예를 들면 뇌졸중 환자에게 빠른 손가락 운동을 시행했을 때 4주 뒤 손가락에 해당하는 뇌 영역이 커지는 것이 확인됐다. 재활의학과 전문의들은 초기 치료가 매우 중요하지만, 치료 시기를 놓쳤더라도 최대한 빨리 재활 치료에 들어가면 기능 회복을 당길 수 있다고 말한다.

뇌졸중에 있어서 시기 못지않게 중요한 것은 바로 '마음가짐'이다. 안 된다고 포기하거나 이 정도 했으면 됐다고 만족하지 않아야 한다. 이는 무작정 열심히 하라는 뜻이 아니다. 미국의 물리치료사이자 뇌졸중 재활 분야에서 가장 인기 있는 강연자인 피터 레

빈은 1990년대 후반부터 뇌졸중에 관한 수많은 임상 연구에 참여하면서 저서 《뇌졸중 거뜬히 회복하기》를 출간했다. 그는 저서를 통해 뇌졸중을 앓은 환자들이 발병 이전보다 더 건강해질 수 있다고 주장했다. 뇌는 우리가 생각하는 것보다 훨씬 큰 잠재력을 갖고 있으며 잠재력을 이용하면 지금까지 불가능했다고 생각했던 일이 대부분 가능하다는 것이다. 그러므로 재활 치료에 임할 때는 할 수 있다는 희망과 의지가 반드시 동반되어야 한다.

뇌졸중 환자의 재활 치료는 크게 네 가지 과정에 따라 진행된다. 첫 번째는 신체 기능을 되돌리는 물리 치료다. 마비된 부위의 운동 기능과 근력을 회복시키기 위해 바로 앉는 동작 등을 반복한다. 두 번째는 작업 치료다. 작업 치료는 세수하고 옷 입고 목욕하는 등 일상에 필요한 동작을 연습하고 인지 기능을 끌어올린다. 세 번째는 언어 치료다. 이는 실어증이나 발음이 안 되는 구음 장애 등을 극복하기 위한 치료다. 마지막 네 번째는 심리 치료다. 이를 통해 우울증과 같은 심리적인 문제를 해결한다.

끝으로 재활의 단계에 대해 알아보자. 재활 치료의 단계는 크게 초기, 회복기, 유지기로 나뉜다. 초기 재활 치료는 뇌졸중 발생 직후에 환자가 신경과나 신경 외과적 치료를 받을 때부터 시작된다. 초기 재활 치료의 목적은 욕창, 관절 구축, 폐렴을 포함한 다양한 감염 문제 등을 예방하는 것이다. 뇌졸중 환자를 괴롭히는 많은 문제는 급성기부터 시작되는 침상 생활로 인해 움직이지 않는 데서 비롯된다. 따라서 초기 재활 치료는 팔다리의 관절 마디가 굳어 뻣뻣해지는 것을 방지하는 것이 중요하다. 가능한 범위 내에서 관절 운동을 돕고 주기적으로 자세에 변화를 주어 환자가 가능한 범위 안에서 적극적으로 거동할 수 있도록 치료한다.

초기 치료가 끝나고 생체 징후가 안정되면 본격적인 재활 치료를 시작한다. 이 단계의 치료는 회복기 재활로 본다. 회복기 재활에 임하는 환자가 몸을 혼자 돌릴 수 있도록 하거나 옷 갈아입기, 식사하기, 이 닦기 등 일상생활에서 많이 쓰는 동작들을 훈련한다.

그 후에는 등을 기대고 침대를 세우는 것부터 시작해서 침대 옆으로 다리를 내리고 등을 기대지 않은 상태로 앉아 있을 수 있도록 훈련한다. 이러한 동작이 익숙해지면 서는 동작을 연습한다. 이때 마비가 없는 쪽의 팔다리도 운동을 해서 근력을 키워야 한다. 만약 오른손잡이가 오른손에 마비가 왔다면 왼손을 사용하는 훈련을 병행한다.

서 있는 동작과 균형 잡기가 어느 정도 가능해지면 평행봉을 이용하여 걷는 동작을 연습한다. 처음에는 평행봉 가운데에서 운동하며, 차차 평행봉 밖으로 나간다. 보조 기구를 이용해 움직이면서 체중을 싣고 걷는 방법을 배우는 것이다. 걷는 법을 배우고 나면 근력과 지구력을 기르기 위해 운동량을 조금씩 올린다. 여기에 작업 치료, 언어 치료, 인지 치료 등 뇌의 재조직화를 위한 포괄적인 재활 치료를 실시한다. 이때 뇌 기능 회복을 위한 적절한 약물 치료도 함께 이루어진다.

마지막 유지기 재활은 체력과 운동 능력을 기르는 단계다. 이 단계에서는 집과 병원에서 재활 치료를 받으면서 익히고 배운 운동을 얼마나 어떻게 꾸준히 하는지가 가장 중요하다. 환자가 노력하는 정도에 따라 앞으로의 체력과 운동 능력이 결정된다고 볼 수 있다.

뇌졸중이 발병했던 환자는 뇌도 재활 치료를 적극적으로 받으면 다시 살아날 수 있다고 믿어야 한다. 또한 시기를 놓치지 않고 올바른 재활 치료에 성실히 임해야 한다. 앞서 소개한 윤무부 교수나 김인식 감독처럼 뇌졸중으로 인한 장애를 최소화하여 사회로 복귀하는 환자가 많다. 환자 개개인이 희망을 잃지 않는 것이 가장 중요하다.

25 호흡도 재활한다

　45세 영훈 씨는 뇌간에 뇌경색이 발생한 후에 사지 마비 증상을 보였다. 그는 혼자 거동하는 것이 어려워 6개월간 침상 생활을 했다. 스스로 호흡하고 삼키는 것이 어려워 기관지절개술과 인공호흡기에 의존했고, 음식물은 콧줄로 섭취했다. 잦은 폐렴으로 항생제를 사용하는 일이 많았고, 인공호흡기를 하고 있어 재활 치료에 상당한 어려움이 있었다. 영훈 씨는 이동이 용이한 가정용 인공호흡기를 사용하면서 지속적인 재활 치료를 받았지만 다른 뇌경색 환자들에 비해 가래가 많았고, 열도 자주 나 상황이 좋아지지 않았다.

　호흡 재활은 일반인들에게는 다소 생소한 개념이다. 호흡 재활은 다양한 기법과 기구를 이용해서 호흡 질환의 증상을 완화시키고 조절하는 것을 말한다. 또한 호흡 장애로 인한 합병증을 예방하는 데 도움을 주는 재활법이다. 환자는 이 치료를 통해 운동 능력이 증가되고 심리적인 안정감을 높일 수 있다. 환자가 일상생활에서 최적의 기능 수행 능력을 발휘하도록 하는 것도 재활 치료의 방법이다.

그런데 이 호흡 재활이 호흡기 질환 환자에게만 적용된다고 알고 있는 사람이 많다. 실제로 호흡 재활은 뇌졸중 후유증으로 호흡 질환이 있는 환자에게도 활용될 수 있다. 한마디로 호흡 재활은 호흡이 불편하거나 할 수 없는 모든 환자가 받을 수 있다. 예를 들면 만성 폐쇄성 질환, 신경 근육 질환, 척수 손상 환자들과 노인들에게 필요하다. 뇌간 손상으로 자가 호흡이 어려운 환자에게도 적용이 가능하다.

"호흡에 무슨 운동과 재활이 필요하죠?"

이렇게 반문하는 사람도 많다. 이는 호흡 재활에 대한 이해가 부족하거나 덜 알려져서 그렇다. 모든 분야의 재활 치료에서와 마찬가지로 뇌졸중 환자의 호흡 질환에서도 재활 치료 방법을 적극적으로 활용할 필요가 있다. 이는 환자의 호흡 질환 증상을 좀 더 빨리 완화시키고 합병증을 예방한다. 환자의 실질적인 생활 능력을 개선시킬 수 있는 것이다.

그러나 호흡 재활 치료는 아주 기본적인 방법 외에는 많이 활용되지 않고 있다. 특히 안타까운 것은 병을 완치시킬 수 없다고 잘못 인식해 적절한 치료를 받지 못한 채 방치되는 경우가 많다는 것이다. 영훈 씨의 경우처럼 호흡에 관한 치료를 효율적으로 해 준다면 합병증을 최소화하고 그로 인한 사망도 줄일 수 있다.

호흡 재활의 구성 요소로는 환자 교육, 호흡 재교육, 이완 요법, 기도 분비물 관리, 재조건화 운동, 심리와 영양 상담 등이 있다. 또한 산소 치료, 전반적인 내과적 치료, 영양 공급과 기도 내 분비물 제거, 금연, 흉부 물리 치료, 호흡 양상 재교육, 흡기근 및 골격근 운동, 일상생활 동작 훈련 등이 포함된다.

훈련 중에 한 가지를 예로 들면 기침을 활용한 호흡 훈련이 있다. 기침은 자발성 조절(voluntary control)이 가능함으로 임상적으로 유용하게 사용된다. 등을 구부리고 편안히 앉은 자세에서 횡경막 호흡으로 코를 통해 공기를 흡입하면서 동시에 등을 곧바로 세운다. 성문(聲門, glottis)이 닫힌 상태에서 배변을 할 때 힘을 주듯 한 뒤 기침을 시도한다. 그런데 힘들여 기침을 시도할 때 기도 폐쇄가 잘 일어나는 환자는 재활 훈련이 필요하다. 편안한 자세로 앉아 깊게 횡경막 호흡을 한 뒤 1~2초간 참았다가 등을 앞으로 굽히면서 2~4초에 걸쳐 짧게 '후후후' 하고 끊어서 호흡한다.

오랜 시간 누워서 생활하는 뇌졸중 환자들이 있다. 이들은 분비물이 폐에 축적될 수 있어 폐렴에 취약하다. 폐렴을 예방하는 것이 체위배액 요법이다. 분비물이 축적되어 있는 폐의 각 부위에 따라 특정한 체위를 취하도록 해서 작은 기도에서 큰 중앙 기도로 분비물을 이동시키는 방법이다. 식사 전에 시행하거나, 식사를 한 뒤 최소 1시간 반에서 2시간 뒤에 시행한다. 한 체위를 3~5분 동안 취하도록 하면서 점차 시간을 늘려 나가는 것이 좋다.

호흡 재활 분야는 재활의학과에서도 특성화된 분야이다. 그래서 정보를 얻거나 정확한 재활 치료를 받기가 어려울 수 있다. 그러므로 보호자들은 전문 의료진으로부터 교육과 훈련을 받을 필요가 있다.

앞서 입으로 숨을 쉬는 것은 뇌졸중 발병률을 높이는 잘못된 호흡법이라고 설명했다. 입으로 호흡을 할 경우, 입안이 마르고 건조해지며 면역 조직인 편도선을 공격해 감기 같은 불편함이 동반된다. 콧속에 있는 코털은 이물질과 세균을 걸러 내는 필터 역할을 한다. 그러나 입으로 숨을 쉬면 각종 세균이 면역 조직인 편도선을 공격해 편도선이 잘 붓는다. 편도는 우리 몸의 대표적인 면역 기관이므로 자극을 최대한 줄이는 것이 좋다. 비만이나 수면 무호흡증, 심장병 등의 여타 중대 질환들도 사실은 잘못된 호흡에서 그 시초를 찾을 수 있다.

코 호흡 **훈련법**

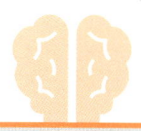

① 바닥이나 의자에 편안한 자세로 앉는다.

② 허리를 곧게 편다.

③ 허리는 곧게 편 상태를 유지하고 배에 손을 갖다 댄다.

④ 코를 통해 천천히, 가능한 한 깊게 숨을 마시면서 배를 최대한 내민다. 배가 부풀어 오르는 것을 손으로 감지할 수 있을 만큼 숨을 들이마신다. 이때 어깨와 가슴이 움직이지 않도록 주의한다.

⑤ 숨을 최대한 들이마신 상태에서 1초 정도 숨을 멈춘다.

⑥ 숨을 뱉어 내며 배를 완전히 수축시킨다. 코를 통해 배가 쏙 들어갈 정도로 천천히 숨을 내쉰다. 코로 하는 것이 원칙이나 버겁다면 입을 벌려 '츠~' 하고 소리를 내며 뱉는다. 최대한 길게 내뱉는다는 생각으로 호흡한다.

⑦ 차츰 호흡 횟수를 늘려 간다. 처음에는 1분에 10회 정도 하고, 익숙해지면 1분에 6~8회 정도까지 호흡한다. 처음에는 3분 정도로 시작해 매일 조금씩 시간을 늘려 나간다.

26
때로는 환자보다 가족이 더 아프다

　노총각 완기 씨는 어머니를 간호하느라 혼기를 놓쳤다. 65세 나이에 뇌경색으로 쓰러진 어머니를 지극정성으로 간병해 어머니는 발병 후에 10년을 더 사셨다. 그는 아버지도 없는 가정에서 10년 동안 병석에 누워 있는 어머니가 욕창이 생기지 않도록 최선을 다해 돌봤다. 그 시기에 설상가상으로 형이 사업에 실패하고 심장마비로 사망해 가정이 파탄 났다. 그러자 어린 조카들을 친아들처럼 거두고 이제는 장성한 조카들이 결혼할 때가 되었다며 혼사 걱정까지 하고 있다. 그런데도 그는 힘들지 않았냐는 주변 사람들의 말에 손사래를 친다.
　"아들이 어머니를 간병하는데 뭐가 힘들었겠습니까? 자식으로서 당연한 일인데요."
　친구들도 입을 모아서 완기 씨가 대단한 효자라고 말했다.
　"정말 효자입니다. 10년 동안 꼼꼼히 병상 일지를 쓰고 연구하고 애쓰면서 정성을 다했어요. 어느 때는 주치의 같았고, 어느 때는 갓난아이를 돌보는 엄마 같았어요."

물론 그도 사람인지라 힘든 때도 있었지만 그럴 때마다 그는 훗날 후회하는 일 없도록 최선을 다하자고 다짐했다고 한다. 그는 어머니가 뇌졸중으로 쓰러지신 후 수없이 병원 응급실을 찾았고, 불안하고 긴장된 나날을 보냈다.

"어머니 돌아가실 때까지 어머니 앞에서 힘들어 하는 모습을 보이지 않으려고 노력했어요. 어머니가 정말 고맙다고 눈물을 흘리신 적이 있는데, 그 순간을 잊을 수가 없어요."

완기 씨는 어머니 생각이 나는지 눈물을 글썽였다.

많은 사람이 환자를 가정에서 간병하는 몇 가지 이유가 있다. 믿고 맡길 만한 곳을 찾기 어렵고, 맡기자니 경제적으로 부담스럽기 때문이다. 또한 환자가 낯선 환경보다 집을 선호하는 경우가 많다. 간병이 시작되면 보호자는 끝이 보이지 않는 터널에 들어가는 셈이다. 마음대로 휴식을 취할 수도 없고, 언제 무슨 일이 생길지 몰라 늘 긴장하고 있어야 한다.

혼자서 간병을 할 수 없을 때는 다른 가족이나 친지들의 도움을 받는 것이 좋다. 하지만 상황이 여의치 않다면 노인 장기요양 보험제도나 가정간호제도를 활용하는 것도 알아봐야 한다.

노인 장기요양 보험제도는 65세 이상 노인을 대상으로 일상생활 기능 정도에 기반한 등급에 따라 방문 요양, 방문 목욕, 주야간

보호 등의 서비스를 제공하는 제도다. 가정간호제도는 퇴원 후에 의사의 판단에 따라서 가정에서 지속적인 치료가 필요할 때 처방하는 것을 말한다. 간호사가 일정 기간 방문해 주기적으로 의학적인 처치를 해 준다. 뇌졸중을 앓는 환자들도 이러한 서비스를 이용할 만하다.

하지만 이러한 제도들에 대해 아예 모르거나 자신도 신청 가능한지 모르고 있는 사람이 상당히 많다. 신청을 한 후에 등급을 받으면 간병 지원을 받을 수 있으니 가족들이 나서서 대신 알아보는 것도 좋은 방법이다.

하지만 아무리 제도의 도움을 받더라도 환자를 가장 가까이서 돌보는 것은 가족이다. 간병이 힘에 부치고 스트레스가 극에 달하는 순간이 오기 쉽다. 전문가들은 그럴 때마다 우선 자기 시간을 확보할 여건을 마련해야 한다고 말한다. 간병하는 사람은 하루 일과 중 간병에서 벗어나 있는 시간을 갖는 것이 중요하다. 특히 집에서 간병하는 사람은 더욱 그렇다.

확보한 시간은 환자가 아닌, 자신을 위해 써야 한다. 환자들은 조금만 심신의 균형이 깨져도 급격히 상황이 나빠질 수 있기 때문에 이들을 돌보는 간병인들도 같이 스트레스를 받는다. 운동, 산책, 기도, 명상, 친구와의 대화 등 긍정적인 방식으로 스트레스를 푸는 것이 도움이 된다.

끝으로 환자가 적극적으로 치료를 받도록 하는 것이 중요하다. 환자 스스로 치료에 대한 의지를 보여야만 간병인도 피로를 덜 받는다. 실제로 대한치매학회가 치매 환자 125명을 대상으로 5개월간 일상생활 지침을 실천토록 했다. 적극적으로 실천한 환자의 간병 부담 점수(ZBI)는 19.6점이었고, 반대로 소극적 실천군은 30.4점이었다. 이 지수는 간병의 어려움 정도를 측정하는 척도이므로 점수가 높을수록 부담 정도가 큰 것이다. 환자가 병을 이겨 내려는 의지를 보이지 않으면 간병인들은 더욱 지칠 수밖에 없다.

'긴병에 효자 없다'라는 속담이 있듯이 때로는 환자 본인보다 가족들이 더 아플 수도 있다. 사랑하는 가족들을 위해서라도 환자가 병을 떨치고자 더욱 노력할 필요가 있다.

우울증
자가 진단표

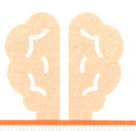

다음은 한국노년학회에서 제공한 간병 우울증 자가 진단표이다. 간병을 맡고 있다면 '예'나 '아니오'로 대답해 보자.

– 나는 끝까지 간병을 감당할 수 있을까?	예 ǀ 아니오
– 내 주된 일은 돌보는 것이다.	예 ǀ 아니오
– 체력에 한계를 느낀다.	예 ǀ 아니오
– 가족 중에 나 혼자만 수발을 한다.	예 ǀ 아니오
– 가족에게 소외받은 적이 있다.	예 ǀ 아니오
– 수발이 특권이라고 생각하지 않는다.	예 ǀ 아니오
– 수발로 인해 내 일이 방해를 받는다.	예 ǀ 아니오
– 경제적으로 어렵다.	예 ǀ 아니오
– 수발 후 건강이 나빠졌다.	예 ǀ 아니오

※ 해당 문항에 대한 대답 중에 '예'가 4개 이상이라면 전문가의 상담이 필요하다.

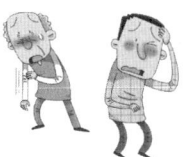

PART 5

제발!
재발을 막아라

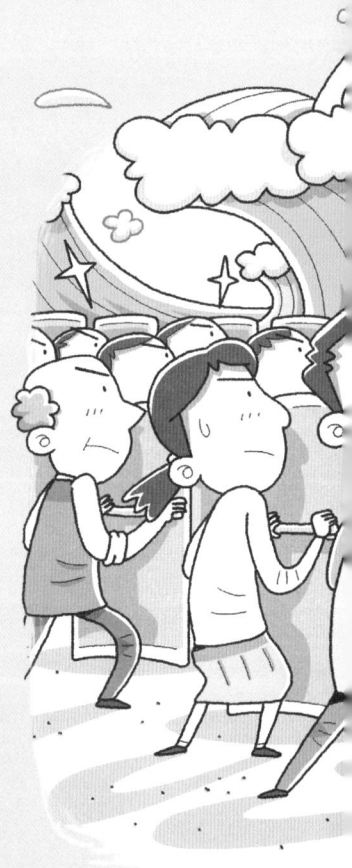

27 진정한 완치는 없다?
28 뇌신경을 살려야 뇌가 산다
29 관리가 재발을 막는다
30 집안 환경도 관리하세요
31 그래도 재발이 찾아오면

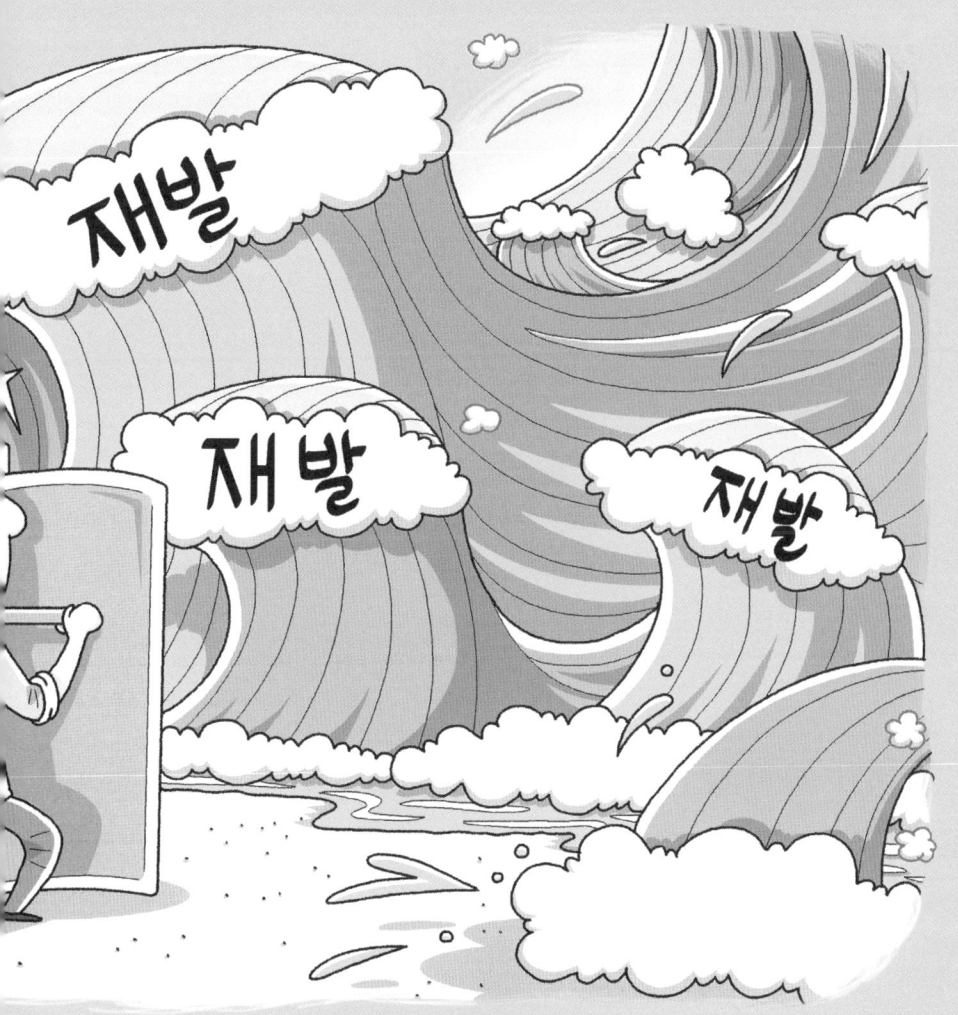

27. 진정한 완치는 없다?

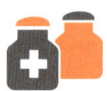

50세 용주 씨는 뇌졸중으로 경미한 발음 장애가 있었지만 퇴원을 했을 때는 증상이 사라졌다. 겉으로 보기에는 다 나은 것처럼 보였다. 하지만 이미 고혈압, 당뇨 등으로 뇌혈관이 좁아지는 협착 증세가 있었다. 언제든 다시 뇌졸중이 발생할 확률이 높았다.

용주 씨의 문제는 질병이 아니었다. 진짜 문제는 그가 맹목적으로 생약과 민간요법을 신봉한다는 것이었다. 그는 이미 5년 전에 고혈압과 당뇨 등을 진단 받았지만 병원 치료를 거부하고 자가 치료를 하고 있었다.

"언제 뇌졸중이 재발할지 모릅니다. 병원 치료를 꾸준히 받으시면서 관리를 하셔야 합니다."

용주 씨에게 뇌졸중의 재발 위험을 수차례 경고하며 지속적인 병원 치료를 권유했지만 그는 그동안 자가 치료 덕분에 뇌졸중이 좋아졌다며 병원 치료를 거부했다.

"선생님, 제 몸은 제가 아는데 정말 많이 좋아졌습니다."

하지만 결국 뇌졸중이 재발했고 그 결과, 그는 반신마비가 되어 몸을 제대로 가누지 못하게 되었다. 그는 뒤늦게 후회하며 이렇게 말했다.

"내 건강은 의사보다 내가 더 잘 안다고 확신했어요. 그 확신이 나를 반신마비가 된 바보로 만들었고, 이제는 가족도 불행하게 만들었어요."

뇌졸중에 대한 치료와 예방은 가능하다. 지금도 뇌졸중에 대한 연구가 지속적으로 이루어지고 있고, 새로운 치료제가 개발되고 있다. 입증되지 않은 민간요법을 믿고 기적과 요행을 바라는 비과학적인 방법은 치료라고 할 수 없다.

매년 한국에서만 10만 명 이상의 뇌졸중 환자가 발생한다. 이 중 절반 이상이 사망하거나 거동에 어려움을 겪고 있다. 이는 환자나 가족, 국가적으로 슬픈 일이 아닐 수 없다. 게다가 뇌졸중은 재발률이 높은 병으로, 진정한 의미의 완치가 상당히 어렵다.

뇌졸중 완치가 어려운 이유가 무엇일까? 뇌졸중 증상은 갑자기 발생한다. 고혈압, 당뇨, 고지혈증 등의 여러 위험 요소가 이미 오래전부터 복합적으로 연관되어 뇌졸중을 유발한다. 뇌졸중을 한 번 앓은 적이 있는 환자의 몸속에는 위험 요소가 계속 남아 있다고 봐야 한다. 겉으로는 완치가 된 것처럼 보이지만 갑자기 증상이 나타날 수도 있는 것이다.

그렇다면 진정한 의미의 완치를 위해서는 어떤 노력을 해야 할까? 뇌졸중 완치를 위해서는 발병 즉시 병원을 찾고, 신속하게 적절한 조치를 받는 것이 중요하다. 뇌졸중 치료는 크게 급성기와 재활로 나뉜다. 갑자기 의식을 잃은 급성기의 경우 심장 박동과 호흡 유지 등 응급 처치가 필수다. 병원에서는 뇌 자기공명영상 검사 후 뇌경색이면 혈관을 뚫어 주는 약물 처치가 최우선적으로 진행된다. 유일한 치료제로 알려진 혈전용해제 주입이 얼마나 빨리 이루어지느냐가 환자의 목숨을 좌우한다.

그러나 혈관이 터진 뇌출혈의 경우 정반대의 치료를 해야 한다. 즉 파열된 부위를 막아 주면서 혈종(뇌 속에 고인 혈액)을 제거하여 뇌 전체에 가해지는 압력을 줄이거나 더 이상의 출혈을 방지하기 위한 보존적 치료를 해야 한다.

완치를 위해서는 재활도 중요하다. 재활 치료는 일반적으로 중추 신경계 발달 재활과 운동, 작업 치료로 구분할 수 있다. 중추 신경계 발달 재활 치료는 다양한 신체적 자극으로 뇌신경 재형성을 촉진하는 방법으로, 약물 치료처럼 용량과 횟수가 설정되어 있다. 환자의 임상 양상에 맞춰 치료 내용을 결정하고 난 뒤 적용하는 과정을 거치는 것이 보통이다.

뇌졸중은 단 한 번의 치료로 완치될 수도, 예방할 수도 없다. 꾸준한 자기 관리와 치료만이 뇌졸중을 예방할 수 있다. 인터넷에 수없이 떠도는 만병통치약과 신통한 치료법 등에 현혹되지도, 과학적인 근거가 없는 비방에 기대지도 말아야 한다. 평소에는 가까운 병원에서 위험 질병 등을 꾸준히 관리하고, 유사시에 치료가 가능한 병원을 미리 알아 두는 것이 좋다.

28. 뇌신경을 살려야 뇌가 산다

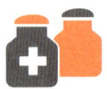

　뇌졸중, 뇌성 마비, 파킨슨병과 같은 뇌신경계 환자에게 가장 필요한 것은 무엇일까? 바로 적극적인 운동과 재활 치료이다. 연세대 세브란스병원 재활의학과에서 32마리의 실험용 쥐를 이용해서 관찰한 결과, 운동의 감각, 인지, 사회적 자극을 주는 환경이 뇌신경의 기능을 높인다는 것이 밝혀졌다.

　실험 내용을 자세히 알아보자. 32마리의 정상적인 쥐 중 16마리만 장난감, 터널, 수레바퀴 등을 설치한 사육장에서 2개월 동안 생활하도록 했다. 그 결과, 운동을 할 수 있는 환경에서 생활한 쥐들은 운동 능력과 기억 능력이 높아졌다. 뇌 유전자 역시 운동의 영향을 받은 것으로 확인됐다. 특히 집중력 장애 환자나 우울증 환자에게 약을 사용할 때와 같은 변화가 뇌 유전자에 나타났다.

　뇌성 마비, 파킨슨병 동물 모델을 대상으로 조사한 결과도 이와 비슷하다. 운동과 재활 치료가 신경 기능을 회복하는 데 도움이 된다는 사실이 확인됐다. 이로써 운동과 재활 치료가 몸을 튼튼하게 하는 것뿐 아니라 뇌신경 기능 향상에도 영향을 미친다는 것을 알 수 있다. 뇌졸중이나 뇌성 마비, 파킨슨병 등 뇌신경계 질환자에게 다양한 재활 치료가 필요하다는 것이 과학적으로 검증된 것이다.

그렇다면 뇌신경을 살리는 운동 치료는 어떤 것이 있을까? 뇌졸중 환자의 운동 치료 중 가장 대표적인 것은 감각 운동 치료법이다. 감각 운동 치료법에는 'NDT'로 불리는 중추 신경 발달 재활 치료법과 매트 운동, 균형 훈련, 자세 훈련, 이동, 보행 훈련 등이 있다.

운동 치료 다음에는 작업 치료가 이루어진다. 운동 기능 향상을 위해 손가락을 다양하게 움직이는 운동 치료, 음식물을 삼키기 어려운 환자에게 시행하는 삼킴 치료, 인지 기능, 일상생활 훈련 등을 반복한다. 이 외에 마비된 근육의 근력을 잃지 않게 도와주는 전기 자극 치료, 통증이 있는 사지 부위의 통증 치료, 언어 마비가 있는 환자에 하는 언어 치료 등이 있다.

환자의 균형 감각이 떨어질 때에도 치료가 이루어진다. 특수한 장비를 이용해 지지하는 것 없이 혼자 앉거나 똑바로 설 수 있도록 시도하는 것이 좋다. 이 과정이 지나면 선 자세에서 평행봉이나 물체를 붙잡고 균형 잡는 것을 연습하고, 편마비 쪽 하지에 체중을 싣는 것 등을 배우게 된다.

과거에는 한 번 망가진 뇌세포는 재생이 어렵다고 여겼다. 하지만 최근 연구에서는 뇌의 회복 능력으로 손상된 대뇌 피질이 주변의 환경에 따라 재구성되거나 적응된다고 보고 있다. 뇌졸중 직후에 마비되었던 기능이 점차 회복되는 데에는 90% 이상이 대개 3개월 내에 일어난다고 본다. 하지만 기능적 회복은 환자의 노력과 재활 치료를 통해 수년 후까지 계속될 수 있다.

이렇게 뇌 건강과 직결된 뇌신경을 잘 관리하는 것은 뇌졸중 환자뿐만 아니라 일반인들에게도 중요하다. 특별히 힘든 일을 하지 않았는데도 피곤함을 느끼거나 온몸이 구석구석 아프지 않은가? 이러한 증상이 계속되는 사람은 뇌신경 건강을 의심해 봐야 한다. 온몸이 아프지만 통증의 이유가 없어 방치하거나 감기나 몸살로 오해해서 진통제만 먹고 참는 경우가 많다. 이렇게 쑤시는 통증을 치료하지 않고 그냥 두면 통증이 만성화되고 뇌신경이 고장을 일으키게 된다.

최근 다양한 연구를 통해 만성 통증의 원인이 뇌신경의 원인이라는 것이 밝혀지고 있다. 고장 난 뇌신경은 아주 작은 자극에도 심한 통증을 느낀다거나, 심한 경우 아예 통증을 유발할 자극이나 해가 없는데도 통증이 느껴진다.

뇌신경을 자극하는 여러 가지 원인 중에 스트레스가 가장 크다. 예를 들면 과도한 긴장 상태가 지속되거나 감기 등의 감염 질환에 걸려 몸에 이상이 생기면 호르몬이나 화학적 변화에 의해 통증이나 수면 장애를 일으킬 수 있다. 이런 경우 환자는 활동량이 줄고 우울해지며 증상이 악화될 수 있다. 이유 없이 지속적으로 온몸이 쑤시고 아프다면 병원에 가서 뇌신경 건강에 이상이 없는지 진단을 받아 봐야 한다.

뇌신경
건강법

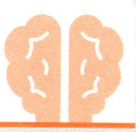

① 얼굴을 자극하는 것만으로도 뇌신경을 건강하게 지킬 수 있다. 양 손가락으로 이마, 콧날 옆 볼, 인중을 포함한 입술 위쪽, 턱을 순서대로 2회씩 부드럽게 마사지한다.

② 평소에 잘 쓰지 않은 손을 쓰는 것도 뇌신경을 자극하는 방법이다. 왼손잡이는 오른손, 오른손잡이는 왼손을 써 보자.

③ 큰소리로 책을 읽으면 혈액 순환이 잘 되고 뇌신경이 건강해진다.

④ 분노를 줄이고 강도 높은 운동은 피하는 것이 뇌신경에 좋다.

⑤ 뇌를 쉬게 해 주어야 한다. 하루 중 일정 시간은 멍 때리고 있을 필요가 있다. 우리의 뇌는 어느 일에 몰두하고 집중할 때보다 뇌의 활동을 정지시켜 줄 때 잠재력이 살아난다. 뇌를 쉬게 해서 더 나은 창의력을 발휘하고 뇌가 회복되도록 도와주자.

⑥ 50분 일했으면 10분은 쉬어라. 사람의 뇌는 50분이 넘어가면 집중도가 떨어진다. 짧은 시간이라도 뇌를 완전히 식혀 주는 무념의 시간을 가질 필요가 있다.

⑦ 미국의 한 연구팀의 연구 결과, 시금치와 케일 같은 녹색 잎채소를 매일 먹으면 뇌 기능이 향상된다고 한다. 녹색 잎채소에 들어 있는 비타민K, 루테인, 엽산, 베타-카로틴 등 풍부한 영양소가 뇌의 지적 능력을 향상시키기 때문이다. 매일 녹색 잎채소 한 가지 이상을 밥상에 올리도록 하자.

29
관리가
재발을 막는다

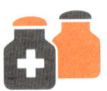

얼마 전에 52세 순영 씨가 밝은 웃음을 지으며 내원했다. 그녀는 한 달 전에 뇌경색으로 쓰러져 입원 치료를 받고 퇴원한 환자였다. 그녀는 나를 보자마자 이렇게 물었다.

"이제 정말 피 검사를 안 해도 될까요?"

그녀는 얼굴에 연신 미소를 머금고 행복해 하는 모습을 보였다.

그녀는 한 달 전에 반신마비로 쓰러져 병원에 실려왔다. 그녀의 경우에는 병력이 조금 특이했다. 다른 환자와 다르게 '심방세동'이라는 부정맥 증상으로 인해 와파린이라는 항응고제를 복용했다.

심방세동은 맥박이 불규칙하게 뛰면서 심장에서 혈전을 유발시키는 현상이다. 혈전이 뇌혈관을 막아서 뇌경색이 나타날 수 있다. 전체 뇌경색 환자의 약 20%가 심장 문제로 발생하는데, 대다수의 원인이 심방세동 때문이다. 심방세동은 나이가 들수록 증가하여 우리나라에서도 심방세동에 의한 뇌경색이 해마다 증가하는 추세다.

와파린은 이런 심방세동에 의한 혈전을 줄여 주는 약물로, 오래 전부터 순영 씨와 같은 환자들에게 많이 사용되고 있다. 그러나 이 약물은 출혈 등의 심각한 부작용 등이 있어 약물 용량 조절이 중요하다.

또한 음식을 잘못 먹으면 약물과 부작용을 일으킬 수 있어서 주의를 요한다. 와파린은 비타민K 억제제이고 약효가 떨어지면 뇌경색이 재발할 수 있다. 그러므로 비타민K가 다량으로 함유된 음식을 조심해야 한다. 예를 들어 시금치, 브로콜리, 청국장 같이 몸에 좋다고 알려져 있는 음식들은 와파린의 혈중 농도에 영향을 줄 수 있다. 우리 밥상에 자주 오르는 음식이지만 와파린 복용 환자는 섭취를 줄여야 한다. 또한 와파린을 복용하는 환자들은 적절한 약물 농도를 맞추기 위해 자주 혈액 검사를 해야 하는 번거로움도 있다. 이런 이유들로 와파린을 복용하다가 포기하고 병원조차 오지 않는 환자도 종종 볼 수 있다.

순영 씨도 이런 이유로 와파린 복용을 중단해 버렸다. 그 후 아니나 다를까 뇌경색이 왔다. 그나마 병원에 빨리 도착해서 혈전제거술을 받은 뒤 완전히 회복됐다. 그러나 기쁨도 잠시, 시술 하루 만에 거의 같은 부위인 중뇌동맥에 다시 뇌경색이 발생했다. 다행히 입원 중에 빨리 발견되어 혈전제거술을 다시 받았고, 어려움 없이 무사히 시술을 마칠 수 있었다.

"선생님께서 그렇게 당부하셨는데, 제가 약을 제대로 먹지 않아서 그래요."

그녀는 시술을 마친 뒤 후회의 눈물을 보이며 앞으로는 약을 꼭 잘 챙겨 먹겠다고 다짐했다.

2015년부터 건강보험 적용이 넓어져 심방세동에 의한 뇌경색의 경우에는 새로 개발된 약물을 사용할 수 있게 됐다. 'NOAC(new oral anti coagulant drugs)'라고 불리는 이 약물은 혈액 검사를 자주할 필요가 없고, 음식으로 인한 부작용도 없다. 와파린의 번거로움과 출혈 위험성을 줄인 것이다. 순영 씨는 새로운 약물을 사용했고 현재까지 뇌경색은 재발하지 않았다. 예전보다 더 편하게 약물을 복용할 수 있어서 환자 본인도 만족하고 있다.

이렇게 한 번 찾아온 뇌졸중은 단 한 번의 치료로 완치될 수 없고, 재발을 완전히 방지할 수도 없다. 꾸준한 자기 관리와 지속적인 치료가 따라 주어야만 뇌졸중 재발을 막을 수 있다. 조금이라도 의심되는 증상이 있으면, 곧바로 전문의를 찾아야 한다.

뇌혈관이 막히면서 발병하는 뇌경색은 여러 뇌 질환 중에서 재발 위험이 매우 높은 질병이다. 뇌경색은 혈관벽에 찌꺼기가 생겨 혈류 장애를 일으켜 뇌의 일부 부위가 죽는 것을 말한다. 주로 뇌혈전증과 뇌색전증을 통해 발생한다. 뇌혈전증은 동맥 경화증, 동맥염 등으로 혈관벽에 찌꺼기가 생겨 혈류 장애를 가져오는 것이고, 뇌색전증은 심장 등에서 혈괴가 떨어져 뇌혈관을 갑자기 폐쇄하여 혈류 장애가 나타나는 것이다. 이렇게 뇌경색을 앓은 환자의 4~10%는 재발을 경험한다. 안타깝게도 재발 환자는 처음 뇌경색이 나타났을 때보다 더 심각한 후유증을 겪는 것으로 밝혀졌다.

뇌경색의 재발을 막기 위해서는 관리가 가장 중요하다. 그중에서 특히, 규칙적인 혈압 측정과 혈압 관리가 필요하다. 이 밖에도 당뇨 관리, 금연과 절주가 중요하다. 동물성 지방이나 콜레스테롤이 적은 음식을 싱겁게 먹는 건강한 식사 습관을 유지하고, 적어도 일주일에 4일은 30분 이상 운동을 하는 것이 좋다.

전문의들은 조절 가능한 위험 요인인 고혈압, 당뇨병, 부정맥 등의 심장 질환, 비만, 고지혈증, 흡연, 과음, 비만, 운동 부족, 수면 무호흡증, 경동맥 협착 관리에 하나하나 힘써야 한다고 말한다. 또한 순영 씨의 경우처럼 심방세동 등의 심장병이나 목동맥 협착증이 있는 경우에는 반드시 전문적인 진료가 필요하다.

뇌졸중 재발 예방
체크 포인트

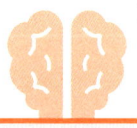

1. 뇌경색이 재발하는 것을 막으려면 관리가 중요하다. 특히 규칙적인 혈압 측정, 혈압 관리가 필요하다.

2. 처방 받은 약을 꾸준하게 복용하는 것은 재발을 막기 위한 첫걸음이다.

3. 뇌졸중이 재발하면 처음 발병했을 때보다 더 큰 후유증을 남긴다. 조금이라도 의심스러우면 전문병원을 찾아야 한다.

4. 심장병이나 목동맥 협착증이 있는 환자의 경우, 뇌졸중 치료와 더불어 전문적인 진료가 필요하다.

5. 뇌졸중 병력이 있는 환자는 특별한 증상이 없어도 정기적인 검진을 통해 뇌 건강을 체크해야 한다.

30
집안 환경도 관리하세요

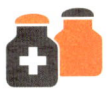

　미국의 파멜라 던컨 교수는 뇌졸중 환자 408명을 대상으로 실험을 실시했다. 이들 환자 중의 절반은 몸에 부분적으로 마비가 생겨 3개월간 운동 치료를 받았다. 그들은 집에서 일주일에 세 차례, 90분간 운동 치료를 받거나 재활 센터에서 러닝머신을 이용했다. 실험 결과는 비슷했다. 양쪽 모두 뇌졸중이 발생하고 1년 후에 더 빠르게, 더 먼 거리를 걸을 수 있었다.

　던컨 교수는 치료 결과에 대해 이렇게 말했다.

　"뇌졸중 환자가 재활 치료를 하는 장소는 중요하지 않습니다. 체계적이고 철저한 계획에 따라 치료에 임하면 분명 효과가 있습니다."

　운동 처방사인 수잔 린더도 러닝머신과 집에서 하는 운동의 차이를 비교하는 실험을 했다. 18세 이상 뇌졸중 환자 408명을 조기에 러닝머신 치료에 들어간 환자, 나중에 러닝머신 치료에 들어간 환자, 집에서 운동하는 환자로 나눴다. 이들은 모두 2개월 간 주 3일씩 90분 동안 30개 정도의 재활 요법을 실행했다. 조기 러닝머신 치료 그룹과 집에서 운동하는 그룹은 2개월째부터 식이 요법을 시작했고, 나중에 러닝머신 치료에 들어간 그룹은 6개월째부터 식이 요법을 시작했다. 1년이 지난 뒤 세 그룹 모두에게서 치료 효과가 나타났다. 그 전에는 1.6㎞를 걷는 데 1시간이 걸렸지만 치료를 받은 뒤에는 1시간 동안 1.6㎞~3.2㎞를 거뜬히 걷게 됐다. 또한 몸의 균형 감각과 유연성도 좋아졌다.

이러한 실험 결과는 무엇을 의미할까? 그것은 바로 집에서 하는 운동도 재활 센터에서 하는 것에 뒤처질 것이 없다는 것이다. 뇌졸중 환자의 3분의 2가 발병 후 초기에는 보행에 어려움을 느낀다. 환자들 중 일부는 전문 재활 센터에서 걷기 치료를 받는다. 하지만 집에서도 제대로만 하면 동일한 효과를 얻을 수 있다.

우리나라의 경우 많은 환자가 요양 병원이나 요양 시설에서 생활한다. 치료를 위해 병원에서 지내야 하는 경우도 있지만 일부는 퇴원이 가능함에도 집으로 가지 않고 요양 병원이나 요양 시설을 전전한다. 이는 가정에서 자립적인 생활을 할 수 있는 사회적 시스템이 마련되지 않았기 때문이다.

특히 뇌졸중으로 인해 편마비가 있거나 거동이 불편한 경우, 입원하는 동안에는 재활 치료를 받고 호전된다. 하지만 퇴원을 하면 지속적인 재활이나 치료가 이루어지지 않는다. 그러다 보니 결국 상태가 악화되어 다시 입원하는 경우도 많다.

선진국의 보건 의료 시스템은 재택 서비스를 이용한 자립 생활의 유지가 목표다. 가정에서 혼자 스스로 생활하는 데 불편함이 없도록 국가와 지역 사회가 주거 시설과 의료, 복지를 지원한다. 우선 가정에서는 독립적인 생활을 유지하기 위해 생활 도구, 욕실, 침대 및 집 구조를 편리하게 개선시킨다. 또한 가정에서 거주하는 중에 위험이나 곤란에 처했을 때는 즉각적인 의료나 복지가 지원된다.

이들에게 가정 복귀라는 것은 그냥 퇴원해서 혼자 알아서 살라는 것이 아니다. 자립을 하는 데 불편하지 않도록 철저한 배려와 시설 개선이 따른다. 한 사람의 인격과 삶에 대해 관심을 갖고 '어떻게 하면 환자의 문제를 해결할 수 있을까' 하는 생각으로 접근하고 있는 것이다.

환자가 가정으로 복귀해서 적응하는 생활은 정말 필요하다. 그러나 그것은 그냥 주어지는 것이 아니다. 철저하게 준비하고 환경을 관리해야 한다. 많은 투자도 필요하다. 그러나 우리나라의 경우, 아직은 가정에서 재활하는 환자에 대한 지원이 부족하다. 우리나라에서도 제도적인 지원이 뒷받침되는 그 날을 기다리며 일단은 환자가 적응할 수 있는 가정 환경을 만드는 것에 최선을 다해야 한다.

집에서 재활하는 환자에게 필요한 환경을 이렇게 만들어 보자.

1. 가구를 새롭게 배치하자.

편마비 환자라면 신체가 마비된 쪽으로 가구와 가전제품을 배치한다. 마비된 부분을 자꾸 움직이게 하여 회복을 돕는 것이다. 대부분의 환자가 마비된 부위가 불편해서 정상인 몸 쪽만 사용하려고 한다. 그러면 불편한 부위가 점차 굳어 가고 활동성이 떨어진다. 가구나 가전제품을 통해 불편한 몸 쪽을 쓰도록 유도해야 한다.

2. 난간을 달자.

뇌졸중 환자들은 계단을 이용할 때 어려움이 많다. 계단과 복도에 반드시 난간이 필요하다. 난간은 양쪽 모두 달아 줘야 오르내릴 때 방향이 반대가 되어도 잡을 수 있다. 환자가 잡기 좋은 높이와 위치를 관찰한 후에 난간을 설치하자.

3. 욕실 바닥에 미끄럼을 방지하자.

욕실은 집 안에서 제일 미끄러운 곳이므로 이곳 또한 난간이 필요하다. 환자가 움직이는 것을 지켜본 뒤에 잡기 편한 높이에 난간을 달아 주어야 한다. 환자가 욕조를 이용한다면 욕조에 미끄럼 방지 매트를 깔아야 한다. 환자를 씻길 때는 미끄럽지 않은 목욕의자를 사용해야 안전하다.

4. 화장실 손잡이를 달자.

양변기에 앉았다가 일어서는 것도 환자에게는 큰 부담이다. 환자가 혼자서도 화장실을 이용할 수 있도록 손잡이를 달아 주자.

5. 높이를 낮추자.

옷걸이, 선반, 수납 가구 등이 높은 곳에 있으면 환자가 손을 뻗을 수 없다. 환자가 스스로 옷을 걸고 물건을 올릴 수 있도록 높이를 낮추어 조절하자.

6. 문턱을 없애자.

환자는 집에서도 움직이면서 운동을 해야 한다. 문턱이 높아서 넘어지면 크게 다칠 수도 있다. 문턱을 모두 없애고 운동하기 쉬운 환경을 만들어 주어야 한다.

7. 센서 등을 달자.

스위치를 찾아 불을 켜고 끄는 것도 환자에게는 쉽지 않은 일이다. 센서로 켜지고 꺼지는 등이나 리모컨으로 작동되는 등을 설치하자.

8. 물건을 줄이자.

집 안에 물건이 많으면 환자가 걸려 넘어질 확률도 높아진다. 반드시 필요한 물건이 아니면 정리하는 것이 좋다. 바닥에 카펫이나 매트를 깔아 두면 환자가 움직이다가 넘어지더라도 큰 충격을 받지 않을 수 있다.

9. 고무 슬리퍼를 준비하자.

환자가 집에서 신는 신발은 미끄럽지 않아야 한다. 바닥이 고무로 되어 있으면 넘어질 위험이 적다.

31 그래도 재발이 찾아오면

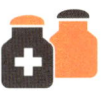

뇌졸중에 걸려도 치료만 잘 받으면 상당수가 일상생활을 하는 데 큰 무리가 없다. 그래서 흔히 '이제 병이 다 나았다'고 착각한다. 그러나 뇌졸중은 재발 위험이 20~40%나 되고, 재발할 경우 사망률이 2배 높아진다.

뇌졸중은 재발이 잘 되는 병이다. 한 번 뇌졸중에 걸리면 치료된 후에도 똑같은 혈관 또는 다른 혈관에 다시 문제가 생길 수 있다. 이를 '2차 뇌졸중'이라고 부른다. 처음 뇌졸중이 발병한 뒤 한 달 내에 재발할 확률은 1~4%, 1년 내에 재발할 확률은 5~25%, 5년 내에 재발할 확률은 20~40%에 이른다. 전체 뇌졸중 환자 중 4분의 1 정도가 5년 내에 재발한다고 알려져 있다.

재발이 일어나는 원인 중 하나는 혈관 내 지방 찌꺼기가 덩어리진 혈전이 생겨 혈관이 서서히 좁아지다가 막히는 동맥 경화 때문이다. 이로 인해 뇌졸중이 오는 경우, 같은 뇌혈관에 재발될 가능성이 크다. 이런 뇌졸중은 주로 혈전을 녹이고 혈액이 잘 굳지 않게 만드는 혈전용해제 약물로 치료하는데, 몸이 이 약물에 적응해 혈전이 잘 생기지 않는 성질로 바뀌려면 2년 이상이 걸린다. 즉 치료를 시작한 시점부터 2년까지는 혈관이 뚫렸더라도 다시 막힐 위험이 큰 것이다.

다른 하나는 심방세동 같은 질환이 있어서 뇌졸중이 오는 경우로, 이때는 다른 뇌혈관이 막힐 위험이 크다. 약물이나 수술을 통해 막힌 혈관을 뚫더라도 당장의 증상만 해결한 것이지 근본 원인 질환을 해결한 것이 아니기 때문이다.

문제는 우리나라 환자들은 2차 뇌졸중에 대한 인식이 턱없이 부족하다는 것이다. 2차 뇌졸중 예방을 위한 치료를 충실히 따르는 정도가 41~52%밖에 되지 않는다. 환자의 67~85%가 퇴원 후 3개월 이내에 치료를 중단하고, 환자의 60%가 퇴원 후에 2차 뇌졸중 예방 치료를 받지 않는다고 한다. 또 그중에 40%는 2차 뇌졸중 예방 치료의 중요성에 대해 전혀 모르고 있다고 한다.

그렇다면 환자들은 왜 2차 뇌졸중 예방에 소홀한 것일까? 예방 치료에 소홀하게 되는 이유 중 하나는 바로 '이제 다 나았다'는 착각 때문이다. 약을 끊은 환자들은 대개 이렇게 생각한다.

'몸이 다 나은 것 같으니 더 이상 병원에서 처방해 준 약을 먹을 필요가 없지.'

환자 중 상당수가 의학이 발달해서 뇌졸중에 걸리더라도 치료만 제때 잘 받으면 일상생활에 문제가 없을 정도로 뇌 기능을 회복할 수 있다고 생각하여 자만한다. 환자 중에서 치료와 회복이 잘된 사람일수록 2차 뇌졸중 예방에 소홀하기 쉽다는 연구 결과도 이러한 자만심과 연결된다. 하지만 2차 뇌졸중이 어떤 강도로, 언제, 어떻게 찾아올지는 아무도 모른다. 재발이 되고 나서 후회해 봤자 아무 소용없으니 반드시 사전에 예방해야 한다.

그렇다면 2차 뇌졸중의 심각성은 어느 정도일까? 그 위험성에 대해 알아보자. 뇌졸중이 처음 발병했을 때 한 달 이내에 사망할 확률이 22%라면, 2차 뇌졸중이 발병했을 때 한 달 이내에 사망할 확률은 41%로 증가한다. 이렇게 사망 확률이 높아진 데에는 이유가 있다. 환자들은 대개 몸의 기능이 저하되어 있다. 예를 들어 처음 뇌졸중이 생겼을 때 치매 증상이 있어도 치료를 잘 받으면 상당수가 일상생활이 가능하다. 하지만 뇌졸중이 또 생기면 치매 증상을 회복할 수 없을 확률이 크다.

뇌졸중은 첫 발병 때보다 재발했을 때 치매 발병 위험이 3배 높아진다는 영국 옥스퍼드대학의 연구 결과도 있다. 2차 뇌졸중을 앓는 환자의 경우 음식을 삼킬 수 없는 연하 장애를 겪는 환자도 많다. 처음 뇌졸중에 걸렸다가 회복해서 음식을 씹고 삼키는 데 크게 무리가 없던 사람이 2차 뇌졸중이 생기면 입과 혀뿐 아니라 목과 입 끝 근육까지 모두 마비된다. 그로 인해 삼키는 기능 자체가 아예 불가능할 수도 있다. 보행도 마찬가지다. 뇌졸중 치료를 잘 받아서 느리지만 똑바로 걸을 수는 있게 된 사람이 2차 뇌졸중에 걸리면 균형 감각이 완전히 사라져 걷기는커녕 똑바로 서 있을 수도 없게 되기도 한다.

  이렇게 무서운 2차 뇌졸중은 어떻게 예방해야 하는 것일까? 2차 뇌졸중의 예방법은 크게 두 가지다. 첫 번째는 뇌졸중에서 벗어난 듯 보여도 의사가 처방한 항혈전제와 같은 약물을 제때 꾸준히 복용하는 것이고, 두 번째는 생활 습관을 개선하는 것이다. 금연과 절주를 지키고 걷기나 달리기, 수영 같은 유산소 운동을 주 3~4회 하루 30분에서 한 시간 정도 해야 한다. 추운 날에는 실내에서 운동을 하고 이른 아침에는 운동을 삼가는 것이 좋다. 식사도 신경 써야 한다. 싱겁게 먹고 달걀노른자, 삼겹살, 갈비, 닭 껍질, 명란젓, 오징어, 튀김 요리 등은 섭취를 자제하는 것이 좋다. 병의 상태가 심하거나 약물 치료가 듣지 않는 경우에는 수술을 해야 할 수도 있기 때문이다.

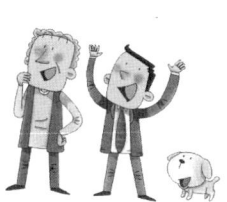

PART 6
최선의 방어책, 예방

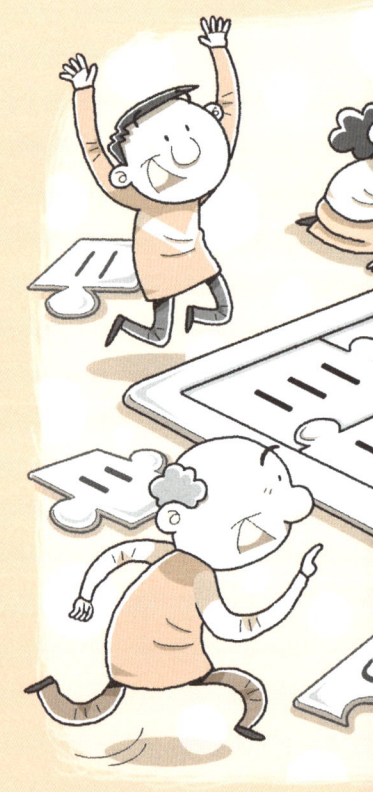

32 뇌졸중을 막는 밥상
33 다이어트는 내일부터?
34 스트레스, 도저히 피할 수 없다면
35 혈관 건강, 미리 관리하세요
36 이제는 담배를 끊어야 할 때

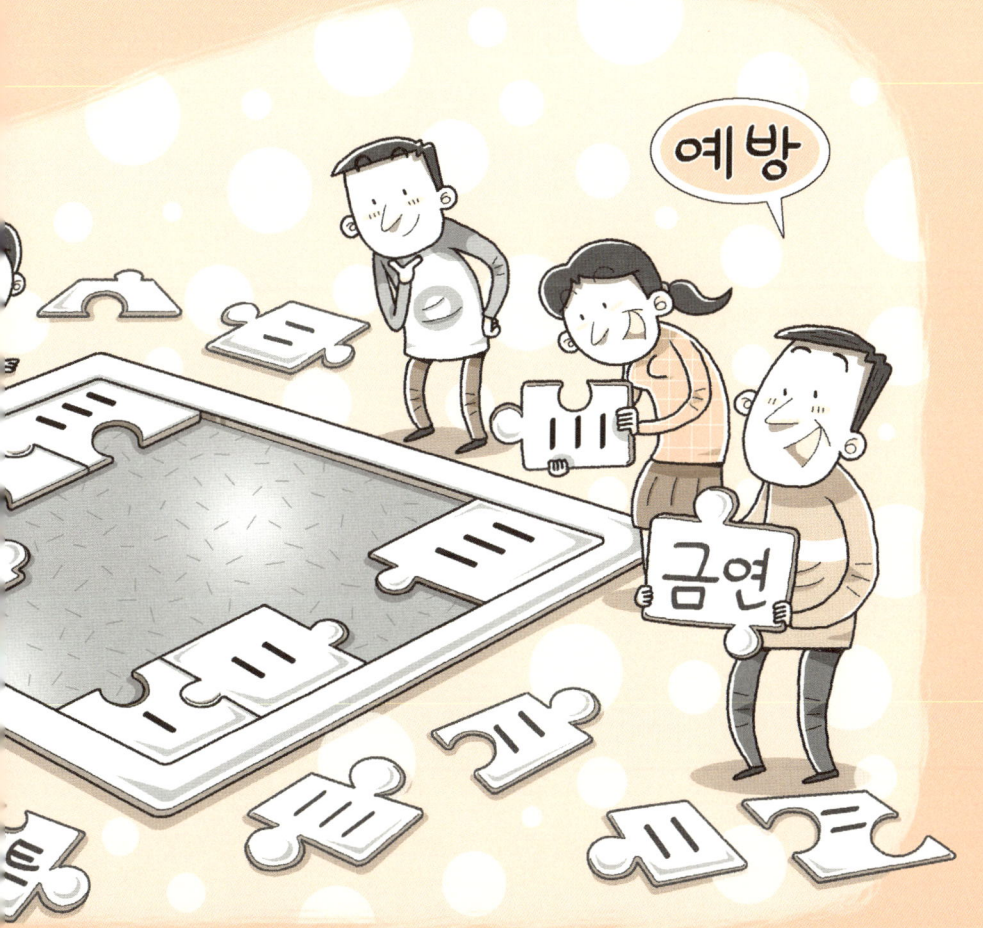

32
뇌졸중을 막는 밥상

뇌혈관을 튼튼하게 하는 방법 중 하나가 뇌졸중 예방 식이 요법을 꾸준하게 실천하는 것이다. 식이 습관은 일상생활 속에서 뇌졸중을 예방할 수 있는 가장 효과적인 방법이다. 뇌졸중 예방에 좋은 여섯 가지 식품을 소개한다.

1. 푹 삶은 메주콩

푹 삶은 메주콩은 혈전(피떡)을 녹인다. 메주콩에는 혈압을 낮추고 탄력 있는 혈관을 유지하도록 돕는 대두 단백질이 함유되어 있다. 또한 콜레스테롤을 용해하고 동맥 경화 예방에 좋은 레시틴, 지방을 연소시키는 사포닌 등 뇌혈관을 튼튼하게 하는 각종 성분이 가득하다.

푹 삶은 메주콩은 특히 혈관을 건강하게 하는 데 좋다. 메주콩에는 키나아제라는 효소가 들어 있는데, 이는 혈전을 용해하거나 혈전이 잘 생기지 않도록 하는 기능이 있다. 뇌졸중을 예방하려면 푹 삶은 메주콩이나 두부 반 모를 먹는 것이 좋다.

2. 등 푸른 생선

등 푸른 생선은 뇌혈관 질환을 예방하는 데 상당히 효과적이다. 등 푸른 생선의 지방에 함유되어 있는 EPA와 DHA는 혈액 응고를 막는다. 또한 이미 생성된 혈전을 용해하여 혈관을 튼튼하게 한다. 나쁜 콜레스테롤이 혈관벽에 침착되는 것을 막는 효과도 있으므로 뇌졸중을 예방하려면 등 푸른 생선을 많이 먹는 것이 좋다.

3. 토마토

토마토는 뛰어난 항산화 효과 때문에 빨간 영양제라고도 불린다. 토마토의 빨간 색소 성분인 리코펜은 젊음의 묘약인 비타민E의 약 100배, 베타카로틴의 약 2배의 항산화 작용이 있는 것으로 밝혀졌다. 또한 토마토에는 베타카로틴과 비타민C가 듬뿍 들어 있다. 모세 혈관을 튼튼하게 하는 비타민P도 풍부하게 함유되어 있고 칼로리도 낮으니 많이 섭취할수록 좋다.

4. 당근

당근은 베타카로틴 함유량이 녹황색 채소 중에서도 가장 높다. 베타카로틴은 콜레스테롤이 유해 물질로 변해 동맥을 막는 것을 방지하는 효과가 있다. 그래서 당근은 뇌졸중을 예방하는 최고의

식품으로 꼽힌다. 실제로 하버드 의대에서 진행한 실험 결과, 당근을 일주일에 5회 이상 먹는 사람은 한 달에 한 번도 먹지 않은 사람보다 뇌혈관 질환에 걸릴 확률이 68%나 낮게 나타났다.

5. 마늘과 양파

독특한 냄새를 풍기는 양파, 마늘, 파, 부추 등의 채소는 뇌혈관 질환을 예방하는 대표적인 식품들이다. 톡 쏘는 향과 눈물을 자아내는 성분은 콜레스테롤과 중성 지방, 혈당치를 낮춰 혈전을 예방하는 효과가 있다. 특히 마늘과 양파는 동맥 경화를 예방하고 지방 흡수를 억제하는 효과가 있어서 뇌졸중에 좋다.

마늘은 식초나 된장, 소주, 벌꿀 등에 담가 그대로 먹어도 좋고 조리를 할 때 사용해도 좋다. 양파는 하루에 4분의 1쪽 먹는 것이 이상적인데, 뇌혈관 질환을 유발하는 혈압과 콜레스테롤을 낮추고자 한다면 자른 뒤 15분 후에 푹 삶아 먹는 것이 좋다.

6. 견과류

고소한 맛을 내는 견과류는 뇌혈관 질환을 예방하는 효과가 뛰어나다. 견과류의 지방에는 팔미톨레산이 풍부한데, 이 성분은 뇌혈관을 튼튼하게 해 뇌혈관 질환을 방지하는 효과가 있다. 특히 견과류에는 혈액 순환을 촉진하는 비타민E도 풍부하므로 평소에 즐겨 먹는 것이 좋다. 땅콩은 20개 정도, 아몬드는 10개 이하, 호두는 5개 정도를 매일 잘 씹어 먹으면 된다.

이러한 식품들을 골고루 섭취할 수 있는 식단은 없을까? 최근 지중해 식단이 뇌졸중을 예방하는 데에 도움이 된다고 밝혀져 화제가 되고 있다. 지중해 식단은 과일, 채소, 생선 위주로 구성된 식단이다. 지중해 지역 사람들이 자주 먹는 식단인데, 과일과 채소, 생선뿐 아니라 콩과 견과류, 올리브 오일 등을 주로 섭취하도록 유도한다. 또한 여기에 적당한 양의 와인을 권장한다.

　그렇다면 지중해 식단은 뇌졸중 예방에 얼마나 도움이 될까? 호주의 랄프 스튜어스 교수 연구팀은 전 세계 39개국에 거주 중인 평균 67세의 안전성 관상 동맥 질환 환자 1만 5,482명을 대상으로 대규모 설문조사를 실시했다. 연구팀은 설문조사 참가자들에게 일주일에 몇 번이나 육류, 생선, 유제품, 통곡류나 정제된 곡물, 채소, 과일, 디저트, 사탕, 당이 들어간 음료, 튀긴 음식, 술을 섭취하는지 물어봤다. 그리고 대답을 모아 건강한 음식을 섭취하는 정도에 따라 0점에서 24점의 점수를 매겼다. 건강한 음식을 많이 섭취할수록 지중해식 식단으로 점수가 올라갔다. 반대로 건강하지 못한 음식을 많이 섭취할수록 서구식 식단으로 점수가 낮아지는 식으로 채점을 실시했다.

　이후 약 4년 동안 참가자들의 건강 상태를 추적했다. 심장 마비, 뇌졸중, 사망 등의 주요 심뇌혈관 질환의 빈도를 조사한 결과, 지중해 식단 점수가 1점씩 올라갈 때마다 심뇌혈관 질환 발병률이 약 7% 정도씩 줄어드는 것을 발견했다. 지중해 식단을 자주 즐길수록 심뇌혈관 질환이 생길 위험이 줄어든 것이다.

연구팀은 연구 결과를 바탕으로 지중해 식단을 자주 접하면 대사증후군이나 심뇌혈관 질환 증상 완화에 도움이 된다고 주장했다. 그들은 지중해 식단이 심뇌혈관 질환을 이미 갖고 있거나 위험도가 높은 환자들에게 도움을 줄 수 있는 가장 최적의 식단이라고 말했다.

33 다이어트는 내일부터?

다이어트는 현대인의 숙명이다. 건강이나 미용상의 이유로 다이어트에 도전해 보지 않은 사람이 드물 것이다. 그런데 이 다이어트에도 트렌드가 있다. 최근에 열풍을 가져온 것은 단백질과 지방을 마음껏 먹고 탄수화물은 섭취하지 않는 '고지방 저탄수화물 다이어트'다. 그런데 이 다이어트를 선도했던 사람들의 죽음을 살펴보면 흥미로운 점을 발견할 수 있다.

로버트 앳킨스는 1972년에 《다이어트 혁명》이라는 책을, 2002년에 《새로운 다이어트 혁명》이라는 책을 출판했다. 그는 현대인들은 탄수화물을 너무 많이 먹고 이것이 인슐린을 과다 분비해 당뇨병과 심장병을 부른다고 하면서 고기, 달걀, 치즈, 버터 등은 마음껏 먹고 탄수화물은 먹지 말아야 한다고 주장했다.

하지만 그는 심장 마비에 걸렸다. 그럼에도 동맥 경화가 아니었다고 주장했다. 그는 1년 후에 길을 걷다가 넘어지면서 머리를 다치고 수술 후유증으로 사망했다. 알려진 바에 의하면 사망 전 그의 몸무게는 120kg에 달했다고 한다. 고혈압을 앓고 있던 그가 심장 마비를 겪었고, 사망할 당시에는 심부전 직전이었다고 한다.

이후에 등장한 스티브 번스도 로버트 앳킨스와 비슷한 맥락의 책을 썼다. 그는 탄수화물이 모든 문제의 원인이고 지방을 먹어야 심장병을 예방할 수 있다고 주장했다. 그는 2001년에 《다이어트와 심장병》이라는 제목의 책을 썼다. 스티브 번스의 식단 역시 버터, 크림, 달걀, 고기, 유제품이 주를 이루었다. 지방 또한 마음껏 섭취했다. 하지만 그는 2004년, 42세의 나이에 갑자기 뇌졸중으로 사망했다.

두 사람의 공통점은 지방을 많이 섭취했고, 혈관에 문제가 생겨 사망했다는 것이다. 이렇게 식습관과 혈관 건강, 뇌 질환은 밀접한 관련이 있다. 더군다나 요즘에는 국내에서도 고지방 저탄수화물이 돌풍을 일으키고 있어서 전문가 입장에서 걱정스럽지 않을 수 없다. 자신의 체질이나 몸 상태를 따져 보지 않고 유행하는 다이어트를 무작정 따라했다가는 고혈압, 고지혈증으로 인한 질병에 걸릴 수도 있다.

고혈압과 고지혈증이 불러오는 뇌 질환과 그 외 여러 가지 질병을 생각하면 다이어트는 반드시 필요하다. 질병을 예방하고 건강하게 살기 위해서는 비만 상태에서 벗어나야 한다. 그렇다면 올바른 다이어트란 무엇이며 어떻게 해야 할까?

지금은 먹을 것이 흔한 시대다. 살기 위해서 먹는 시대가 아니다. 대부분의 사람은 음식을 섭취하지 못해 굶어 죽는 일 없이 살아간다. 그런데 오늘날에는 과거의 양상과는 반대의 형태로 인간의 생명을 위협한다. 이것이 바로 지방이 과다하게 축적된 상태를 가리키는 비만이다.

비만은 외모의 문제에서 그치지 않고 여러 가지 질환의 원인이 된다. 특히 혈관 내의 지방과 혈당 수치가 높아지면서 몸의 조절 기능이 약해진다. 이렇게 되면 고혈압과 당뇨병의 발생률이 높아진다. 나아가 이렇게 발생한 고혈압과 당뇨병은 각각 합병증 및 심장 발작으로 이어진다. 그래서 다이어트는 선택이 아닌 필수이다.

하지만 그토록 많은 다이어트 방법이 세간에 알려졌는데도 다이어트를 성공한 사례는 보기 드물다. 문제가 무엇일까? 일단 다이어트를 하기 전에 비만의 원인을 점검해 볼 필요가 있다. 고혈압, 당뇨병 등을 유발할 수 있는 비만은 잘못된 식습관 이 외에도 갑상선 기능 저하증, 선천적인 소화 기능 등의 문제로 인해 발생할 수도 있다. 때문에 각각 원인이 되는 질환의 해소, 소화기 보완, 습관 교정과 같은 다양한 치료법이 함께 이루어져야 체중이 감량된다.

또 근본적인 체질 개선이 필요하다. 흔히 다이어트를 적게 먹으면서 운동을 많이 해서 살을 빼는 것으로 여기는데, 그것이 전부가 아니다. 체지방을 분해하고 약해진 몸의 기능을 회복시켜서 살이 빠지는 체질로 개선시키는 것이 다이어트의 진짜 목적이다. 이러한 진짜 목적을 외면한 채 단순히 체중을 줄이는 데에만 급급하면 일시적으로는 살이 빠질 수 있다. 하지만 다이어트를 실패로 만드는 요요의 덫에 걸릴 수 있다.

요요 현상을 막는 것은 체중을 감량하는 것보다 더 어렵다. 요요 현상은 식이 요법과 운동을 통해 다이어트를 했지만 참을 수 없는 식욕과 음식에 대한 갈망으로 폭식을 하면서 다시 살이 찌는 현상이다. 실제로 다이어트로 체중 감량에 성공했다가도 요요 현상으로 고생하는 사람이 많다.

요요 현상은 살이 빠지고 근육량이 줄면서 대사가 느려지는 탓에 잘 생긴다. 그런데 이러한 현상을 유발하는 또 다른 중요한 이유는 호르몬과 연관이 있다. 특히 포만감을 느끼게 하는 호르몬 렙틴 분비에 이상이 생긴 것일 수 있다. 극단적인 식단 조절과 칼로리 제한이 렙틴 호르몬의 작용에 영향을 미칠 수 있는 것이다. 식욕에 관여하는 호르몬에 문제가 생기면 포만감을 잘 느끼지 못해 실제로 필요한 만큼의 음식을 섭취했다고 해도 계속 배가 고픈 거짓 배고픔 증상이 생긴다. 그래서 밥을 충분히 먹었는데도 과식이나 폭식을 하게 될 수 있다.

호르몬 균형을 깨뜨리는 원인은 다양하지만 과도한 다이어트와 스트레스, 만성 염증, 극단적인 칼로리 제한이 대표적이다. 따라서 근육량을 유지하면서 식욕 호르몬의 균형도 깨뜨리지 않으려면 천천히 계획을 세운 후에 식이 요법과 운동을 병행해야 한다.

다이어트는 각종 뇌 질환 발생을 막아 주고 몸의 조절 기능을 높여 준다. 고혈압, 당뇨 환자들도 다이어트를 잘하면 충분히 호전될 수 있다. 하지만 내 몸의 비만 원인을 파악하고 그에 적합한 체중 감량이 이루어져야 한다. 그래야만 비만 조절과 그로 인한 질병 예방이라는 두 마리 토끼를 잡을 수 있다.

34
스트레스, 도저히 피할 수 없다면

지식에 목마른, 이상주의에 빠진 한 학부 졸업생이자 큰 꿈을 가진 미래의 작가로서 그저 평범한 직장인이 되고 싶지 않았습니다. 나는 교육 분야의 한 벤처 회사에 지원하여 입사했습니다.

나는 보통 주 70시간을 일했습니다. 데드라인이 가까워지면 그보다 더 일했지요. 회사에 가장 일찍 도착했고 가장 늦게까지 남아 있었습니다. 나는 회사에 내 모든 것을 걸었습니다.

물론 일을 제대로 하기 위해 카페인을 과다 섭취해야 했고, 쪽잠으로 잠을 해결하는 등 자신을 학대해야 했습니다. 스트레스를 스스로 해결할 수 있다고 믿었고, 반복되는 두통, 만성 피로, 눈앞이 흐려지는 것을 무시했습니다.

2001년 어느 이른 아침, 사무실에 도착했을 때 나는 오른쪽 눈에서 가벼운 떨림을 느꼈습니다. 그리고 손이 따끔거리기 시작했지요. 나는 이를 그저 아침이 만드는 노곤함이라 생각했습니다. 잠시 뒤, 나는 회의 도중에 발표를 하기 위해 자리에서 일어났습니다. 나중에 내 동료들은 그때 내 입이 처지고 발음이 불분명했다고 했습니다. 그 다음 내가 기억하는 것은 누군가 내게 한 말입니다.

"당신은 뇌졸중에 걸렸습니다. 우리는 당신의 뇌를 스캔할 것입니다. 무슨 말인지 알겠어요?"

나는 20대였지만, 내 뇌는 손상을 입었습니다. 나는 너무 어렸고, 그래서 내가 뇌졸중에 걸릴 수 있다는 생각은 전혀 하지 못했습니다. 의사는 내 뇌졸중이 과로 때문이라고 직접적으로 말하지는 않았지만, 스트레스와 피로가 이를 악화시켰을 수도 있다고 말했습니다.

퇴원 뒤, 내 몸은 서서히 회복되었습니다. 매일 밤 나는 '아라크노포비아', '체코슬로바키아'와 같은 긴 단어의 철자를 거꾸로 쓰는 것을 연습했습니다. 복잡한 수학 문제도 풀었습니다. 기억을 잃은 것들을 다시 익혔고, 요가와 명상을 시작했습니다. 나 자신의 한계를 이해할수록 나는 일상에 만족할 수 있게 되었습니다. 동료들 덕분에 나는 회사로 돌아올 수 있었습니다. 그러나 당연하게도, 이제 하루의 속도는 과거와는 전혀 다릅니다. 나는 종종 휴식을 취하며 내 일과 삶을 다시 생각하는 시간을 갖고, 이는 다시 내게 더 큰 만족을 줍니다.

위 글은 〈뉴욕타임즈〉에 실린 칼럼, '내가 스물여섯 살에 뇌졸중을 겪고 배운 것'을 번역, 발췌한 것이다. 글쓴이는 자신이 젊은 나이에 뇌졸중으로 쓰러진 중요한 원인을 '스트레스'라고 생각하고 있다.

명상이 스트레스와 불안을 해소하고 마음을 안정시키는 데 효과적이라는 것은 연구를 통해 입증된 바 있다. 미국 카네기멜론대학 연구팀은 연구를 통해 명상과 스트레스와의 상관관계를 분석했다. 연구팀은 실직으로 인해 극심한 스트레스를 받는 남녀 성인 35명을 대상으로 실험을 진행했다. 그 결과, 명상을 배운 사람이 그렇지 않은 사람에 비해 스트레스를 견디는 능력과 활동성을 관장하는 두뇌 조직이 변화한 것을 확인했다.

또 다른 연구에서는 1시간 정도 명상을 할 경우 고통이 40%, 불쾌감이 57% 줄어든다는 사실이 밝혀졌다. 또한 명상이 심장 마비와 뇌졸중 위험을 50% 가까이 줄여 준다는 보고도 있다.

명상과 더불어 잠을 잘 자는 것 또한 뇌졸중을 예방하는 데 있어 매우 중요하다. 수면 부족에 장기간 시달리는 사람은 고혈압 위험이 2배 증가한다는 사실이 연구로 입증되었다. 잠을 잘 자야 한다는 것은 누구나 아는 사실이다. 그런데 수면 부족과 뇌졸중 사이에 어떤 연관관계가 있을까? 수면 부족에 장기간 시달렸을 경우 스트레스를 유발하는 호르몬이 증가해 심장 박동수가 평소보다 빨라지고 혈압도 높아진다. 그로 인해 고혈압 위험이 2배 증가하고 뇌졸중, 심근 경색 등 지병이 더 악화될 수 있다.

그렇다면 얼마나 자야 잠을 충분히 잤다고 할 수 있을까? 개인에게 적합한 수면 시간은 자고 일어났을 때 피곤하지 않고 낮 동안 졸리지 않게 생활할 수 있을 정도가 적절하다. 대한수면연구학회는 일반적으로 성인은 평균 7~8시간, 어린이는 9~10시간 잠을 충분히 잘 것을 권하고 있다.

한편, 하루 8시간 이상 잠을 자는 사람에게도 뇌졸중 발생 가능성이 커진다는 보고도 있다. 따라서 건강 수면 시간을 유지하는 것이 좋다. 밤 10시부터 새벽 2시 사이에 수면 호르몬이 가장 활발하므로 가급적이면 이 시간에는 잠을 자는 것이 좋다.

잠을 잘 자기 위해서는 중추 신경을 흥분시키는 커피, 홍차, 콜라 등과 같은 음식물을 자제해야 한다. 잠들기 한 시간 전에 미지근한 물로 샤워를 하는 것도 좋은 방법이다. 잠을 자기 전에는 선풍기나 냉방기는 끄는 것이 좋다.

뇌졸중을 예방하는
명상법

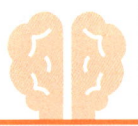

명상은 교감 신경 항진 때문에 망가진 우리 몸을 재충전시키는, 한마디로 부교감 신경 기능을 항진하는 이완 요법이다. 하버드 의과대학의 허버트 벤슨은 인도의 명상을 배운 후에 일상생활 중에 접목할 수 있는 간단한 명상법을 창안했다. 그는 자신이 창안한 명상법에 이완 반응(Relaxation response)이라는 이름을 붙였다. 방법은 다음과 같다.

1. 새벽이나 저녁과 같이 조용한 시간, 조용한 환경에서 눈을 감고 앉는다.
2. 신체 근육을 충분히 이완한다.
3. 10~20분 정도 특정한 낱말이나 어구, 예를 들어 '나는 건강하다', '내 문제는 모두 해결됐다'를 읊조리며 의식을 집중한다.
4. 명상하는 동안 떠오르는 잡생각을 억지로 물리치려 하지 말고, 자연스럽게 물러가게 하는 수동적 자세를 취한다.
5. 이 명상이 효과가 있고 의미가 있다고 확실히 믿는다.

35
혈관 건강, 미리 관리하세요

뇌졸중으로 평생 고생하고 싶지 않다면 가장 먼저 신경 써야 할 것은 뇌혈관의 건강을 유지하는 것이다. 그래야만 뇌졸중을 비롯한 다른 뇌 질환도 예방할 수 있다. 이를 위해 가장 먼저 이야기할 첫 번째 근본 대책은 혈압 조절이다. 고혈압은 뇌졸중의 원인 중에서 매우 흔하고 중대한 원인 중 하나다. 혈압이 높은 사람들은 보통 혈압 강하제를 복용한다. 그러나 이것으로 끝나서는 안 된다. 혈압 강하제 복용은 혈압을 일시적으로 떨어뜨려 줄 뿐 근본적인 치료법이 아니다. 따라서 체질을 변화시켜서 약을 쓰지 않고도 혈압을 정상으로 되돌리는 노력이 반드시 필요하다.

고혈압을 앓고 있는 사람들이 잊지 말고 행해야 할 것들은 크게 다섯 가지다.

1. 패스트푸드 같은 고칼로리 음식이나 고지방 식사를 피한다.

2. 정제된 탄수화물의 섭취를 줄인다. 대표적인 정제된 탄수화물에는 흰밥, 밀가루 음식, 흰 빵, 떡, 과자, 설탕 등이 있다.
3. 규칙적으로 운동한다. 어떤 운동이든 상관없으나 걷기, 조깅, 수영, 사이클 등 유산소 운동이 좋다. 단, 혈압이 높은 사람은 힘을 많이 주는 근육 증강 운동이나 단거리 달리기를 할 때 주의해야 한다.
4. 고혈압 환자가 사우나나 뜨거운 탕에 오랫동안 앉아 있는 것은 매우 위험하다. 목욕을 할 때는 일반적으로 38~40℃ 정도의 온탕에 들어가는 것이 바람직하다. 온탕에서 땀을 낸 직후에는 밖으로 나오기 전에 발과 손을 찬물에 담가야 한다. 그래야만 혈관이 지나치게 확장되는 것을 피할 수 있다.
5. 짠 음식의 섭취를 줄인다. 맛을 낼 때는 식초나 천연 육수로 간을 미리 맞추는 것이 좋다. 그래야 소금이나 간장의 사용량을 줄일 수 있다.

그렇다면 건강한 혈관이란 어떤 상태를 말하는 것일까? 한마디로 말하면 탄력성이 좋은 혈관을 말한다. 혈압은 약간만 떨어지거나 올라가도 혈압이 강하게 상승하거나 하강하기 때문에 혈관의 탄력성은 뇌졸중의 발생 위험도를 높이는 바로미터가 된다. 따라서 뇌졸중을 예방하는 두 번째 근본 대책은 혈관을 쫄깃쫄깃, 탄력 있게 유지하는 것이다. 혈관벽을 탄력 있게 가꾸기 위해서는 다음과 같은 노력이 필요하다.

1. 비타민C를 충분히 섭취한다. 비타민C에는 혈관 등 결체 조직을 강화시켜 주는 효능이 있기 때문에 하루 필요량을 반드시 섭취해야 한다. 신선 식품을 통해 섭취하는 것이 좋으나 여의치 않을 때는 합성 비타민C도 괜찮다.
2. 킬레이션 요법을 활용하자. 킬레이션 요법이란 혈관벽에 침착되어 있는 중금속을 제거하여 혈전을 예방하고 혈관을 탄력 있게 가꾸어 주는 것을 말한다. 방법도 간단하다. 마늘이나 인삼 등의 킬레이션 식품을 장기간 꾸준히 복용하면 된다. 특히 마늘은 최고의 킬레이션 식품이다. 하루에 생마늘 두 쪽을 먹으면 혈전을 제거하고 혈액 흐름을 좋게 해서 언제나 쭐깃쭐깃한 혈관을 유지할 수 있다.

마지막으로 혈관 건강에서 중요한 점은 피를 맑게 유지하는 것이다. 혈관이 문제를 일으키는 것은 대체로 두 가지 양상을 띤다. 첫 번째는 혈관이 터지는 것이고 두 번째는 혈관이 막히는 것이다. 이는 모두 혈액 순환이 원활하지 못해서다. 그래서 성인이라면 누구나 정도의 차이는 있지만 동맥 경화 소견을 보인다. 혈액 순환이 원활하지 못하면 각종 순환기 질환이 발생한다. 뇌졸중도 그중 하나다. 따라서 뇌졸중을 예방하려면 혈액을 맑게 하는 것도 중요한 조건이다. 혈액이 맑아야 혈액 순환이 원활하게 이루어질 수 있음을 명심하자.

혈액을 맑게 유지하는 방법으로는 올바른 습관이 가장 중요하다. 우리가 미처 모르고 실천하지 못했던 사소한 습관이 혈액 건강을 좌우한다는 사실을 잊지 말자.

1. 혈액을 맑게 해 주는 식품을 적극적으로 섭취하자. 은행잎 추출물, 오메가3가 많이 함유된 등 푸른 생선, 들기름, 아마씨유를 먹으면 도움이 된다.
2. 단식을 하는 것도 혈액이 맑아지는 것에 기여한다. 단, 단식을 오래할 필요는 없다. 단기간 단식으로도 혈액을 맑게 만들 수 있다. 단식을 비만 치료 목적으로 잘못 알고 있는 사람이 많다. 단식의 본래 목적은 우리 몸의 정화다. 외부로부터 영양분이 공급되지 않으면 우리 몸은 체내에 비축해 두었던 여분의 영양소들을 연소시켜 에너지원으로 쓰게 된다. 이때 몸 속, 특히 혈액 속의 여러 가지 독소들과 콜레스테롤들을 함께 연소시키므로 혈액이 맑아지는 효과를 기대할 수 있다.
3. 물을 마시자. 하루에 생수 2리터를 반드시 마셔야 한다.
4. 현미식을 하거나 생야채즙을 자주 마시는 것이 도움이 된다.

혈관을 건강하게 하는 특효약은 결코 없다. 올바른 습관과 꾸준한 관리만이 정답이다. 우리 모두 너무나 잘 알고 있는 건강을 지키는 기본 덕목을 꾸준히 실천하는 것이 가장 확실한 뇌졸중 예방 대책이다.

36 이제는 담배를 끊을 때

"담배를 끊는다는 것은 사랑하는 사람을 죽이는 것과 같다."

소설가 가브리엘 가르시아 마르케스가 한 말이다. 그만큼 애연가들에게 담배는 끊고 싶어도 끊기 어려운 대상이다. 없으면 허전한 오래된 연인처럼 함께 지낸 시간이 길수록 헤어지기가 어렵다. 그래서 금연 계획을 세워도 술에 취해 문득 생각나서, 힘들 때 기댈 곳이 필요해서, 도저히 참을 수 없어서 물거품이 된다.

담배가 뇌졸중을 비롯한 여러 가지 암, 치명적인 질환의 주범인 것은 누구나 알고 있는 사실이다. 금연에 실패할지언정, 금연의 노력을 멈추어서는 안 된다. 만약 금연에 실패했다 하더라도 좌절할 필요는 없다. 애초에 금연 전략을 잘못 세웠을 가능성이 있기 때문이다. 흡연 습관에 따른 효과적인 금연 전략을 정리했다.

담배를 끊기 어려운 것은 니코틴 때문이다. 니코틴의 중독성은 아편과 비슷하다. 전문가의 도움이나 금연 치료제 없이 순수하게 본인의 의지만으로 금연에 성공할 확률은 3~6%에 불과하다. 전문가의 도움을 받고 적극적으로 치료해도 10명 중 3명만 금연에 성공한다고 알려져 있다. 금연에 완전히 성공한 사람은 보통 서너 번의 실패를 거친다고 한다.

성공률을 조금이나마 높이려면 전략이 중요하다. 우선 자신의 니코틴 의존도를 알아야 한다. 이에 따라 서서히 끊는 방법과 단번에 끊는 방법 중 하나를 선택한다. 사실 두 방법 중 어느 쪽이 더 효과적인지는 전문가들 사이에서도 논란이 있었다.

지금까지의 주된 주장은 담배를 서서히 끊는 것보다 단번에 끊는 것이 더 효과적이라는 것이었다. 하지만 기존 주장과 달리 두 방법에 큰 차이가 없다는 결론이 나왔다. 어떤 방법이 좋은지를 따지는 것보다 흡연 습관에 따라 더 효과적인 방법을 선택하는 것이 중요하다.

평소 흡연 습관이 니코틴 의존도가 높고 금연에 대한 자신감이 낮은가? 그렇다면 서서히 끊는 방법이 낫다. 흡연양이 많거나 흡연 기간이 긴 사람, 나이가 많은 사람, 금연을 처음 시도하는 사람도 천천히 끊는 것이 좋다.

금연 방법을 정했다면 여기에 맞는 치료제나 보조제가 필요하다. 일반적으로 단번에 끊을 때는 금연 치료 약물을 사용하는 방법이 있고, 반대로 서서히 끊을 때는 니코틴 껌, 사탕, 패치 같은 보조제를 사용하는 방법이 있다.

금연 치료 약물은 뇌에서 중독을 일으키는 니코틴 수용체를 차단한다. 금연 치료 약물을 복용하면 담배 맛이 없어지고 흡연 욕구가 떨어진다. 니코틴을 공급하되 담배보다 적은 양이 서서히 흡수되는 방식이다.

금연 성공률을 단순히 비교하면 껌이나 패치의 효과는 떨어진다. 그런데 흡연 습관에 따라서 껌, 패치를 동시에 사용했을 때 그 효과는 금연 치료 약물과 비슷하다. 치료제와 보조제로 분류되어 있기는 있지만 의학적으로는 둘 다 1차 치료제라고 본다. 자신에게 맞는 치료제를 쓰는 것이 바람직하다.

전자담배, 금연침, 금연초도 보조적인 금연 방법으로 많이 쓰인다. 그런데 아직 효과가 완전히 증명되지 않았고 일부 제품은 몸에 더 해로워서 문제가 되고 있다. 특히 금연초는 담배와 마찬가지로 피우는 과정에서 일산화탄소나 타르 같은 유해 물질을 흡입하게 된다. 전자담배 역시 니코틴 농축액 조절에 실패했을 때 의존도를 더 높인다. 장기간 사용 시 인체에 어떤 영향을 미치는지에 대한 연구 결과도 아직은 없다.

그런데 이런 금연침이나 금연초는 금연 효과가 떨어지는데도 쉽게 구할 수 있어서 많이 활용된다. 일단 금연 치료제는 병원에서 의사 처방을 받아야만 구할 수 있다. 니코틴 껌이나 패치도 약국과 보건소에서만 구입할 수 있다. 반면에 금연침이나 금연초는 편의점이나 온라인 쇼핑으로 쉽게 구할 수 있다.

금연초나 금연침은 효과가 입증되지 않아 다른 나라에서는 전혀 쓰이지 않는다. 그런데 우리나라에서만 의약외품으로 분류되어 편의점 등에서 쉽게 구할 수 있다. 담배는 쉽게 살 수 있는데 왜 금연 보조제는 사기 어려운지 생각해 볼 필요가 있다. 우리도 이제 국민의 행복과 건강을 위해서 선진국 수준으로 금연의 접근성을 높여야 한다.

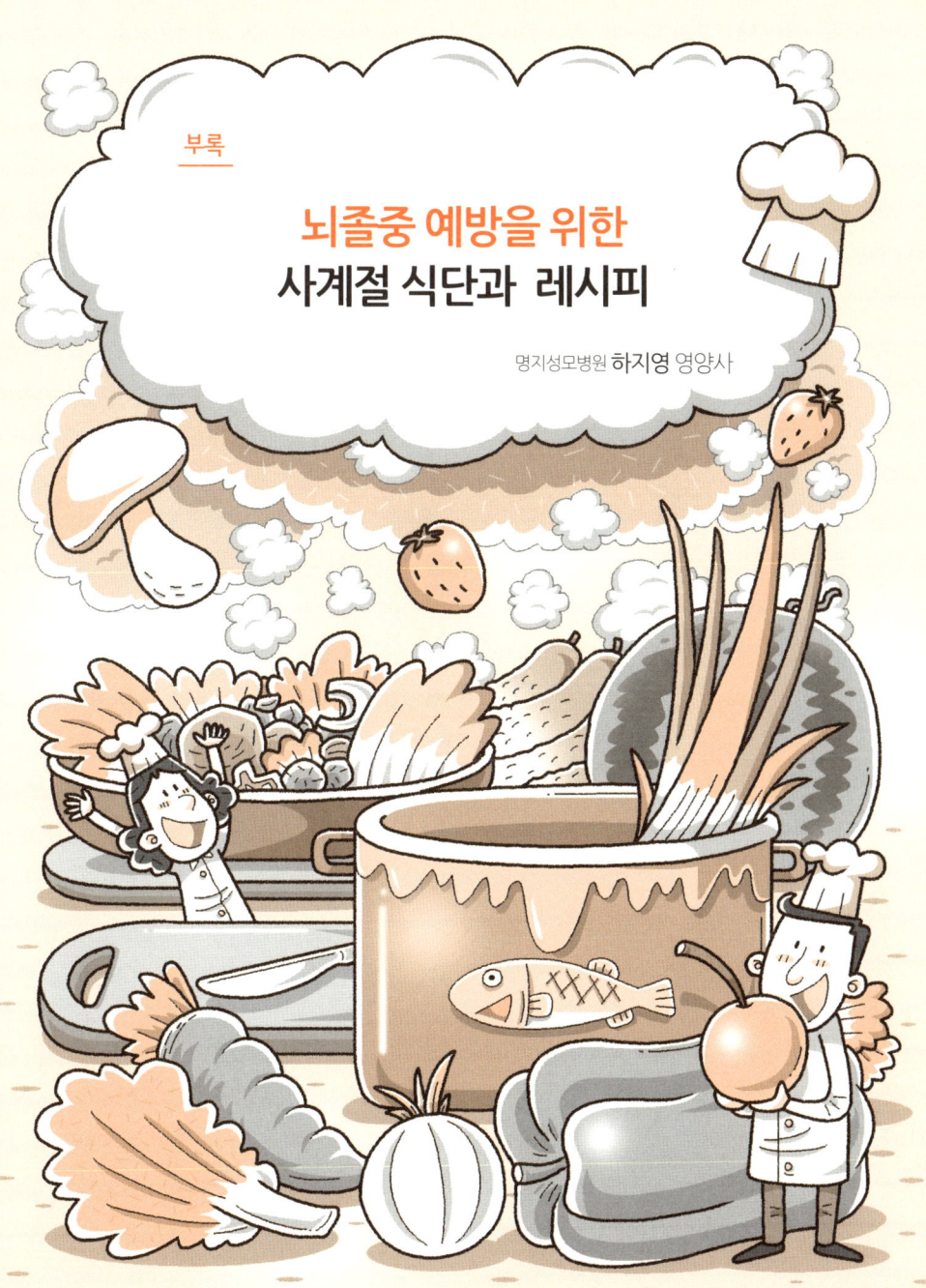

부록

뇌졸중 예방을 위한 사계절 식단과 레시피

명지성모병원 **하지영** 영양사

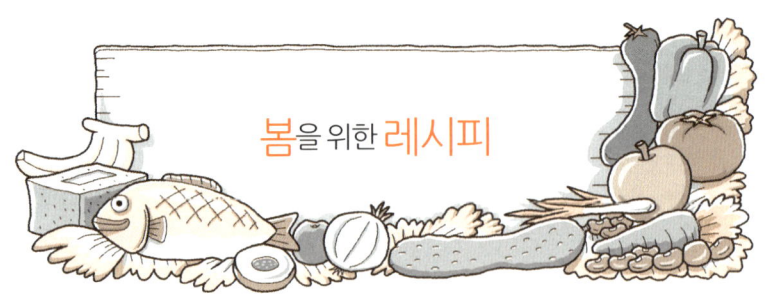

봄을 위한 레시피

	아침	점심	저녁
1일	얼갈이된장국 갈치구이 / 가지나물 시금치꼬막무침 오이소박이무침	미역국 / **세발나물달걀말이** 궁중떡볶음 돌나물사과생채 포기김치	쇠고기뭇국 두부구이+양념장 실곤약잡채 / 열무된장
2일	콩나물맑은국 / 닭살감자조림 참나물겉절이 / 나박김치 **애호박구이+달래양념장**	오징어뭇국 / 가자미구이 고사리나물 쇠고기무쌈말이 / 포기김치	냉이된장국 / 제육볶음 봄동전 아삭이고추무침 / 포기김치
3일	순두부찌개 / 쇠고기장조림 시금치겉절이 **새송이버섯들깨볶음** / 깍두기	근대된장국 / 죽순불고기 꼬막양념장 / 포기김치 양배추쌈+저염쌈장	버섯전골 / 조기구이 주꾸미볶음 마늘종간장볶음 / 오이소박이
4일	아욱건새우된장국 완자전 / 메추리알조림 취나물볶음 / 포기김치	떡국 / 생선전 **목이버섯냉채** 미나리숙주무침 / 포기김치	닭개장 / 고등어레몬구이 세발나물샐러드 감자조림 / 깍두기
5일	북어국 / 브로콜리돈사태찜 그린샐러드+드레싱 콩자반 / 포기김치	**쑥수제비** / 코다리강정 도라지나물 / 꽈리고추찜 겉절이김치	야채볶음밥 / 단호박스프 두부스테이크 / 토마토카프레제 파프리카피클
6일	바지락미역국 / 조기찜 연근닭살표고버섯조림 유채나물 / 포기김치	된장찌개 / 돼지고기곤약볶음 도토리묵야채무침 애호박나물 / 포기김치	동태탕 / **훈제오리봄동무침** 버섯잡채 참나물무침 / 포기김치
7일	냉이미더덕된장국 달걀찜 마늘종건새우야채볶음 두부조림 / 포기김치	육개장 삼치구이+데리야끼소스 **메밀낙지전** 시금치나물 / 석박지	감자맑은국 / 단호박닭찜 가지구이 오이도라지무침 포기김치

쑥수제비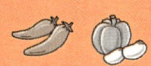

재료
우리밀 밀가루 200g(1/4컵), 쑥 30g, 감자 50g(1/3개), 부추 20g, 반죽물 100mL(1/2컵), 애호박 50g, 소금 약간

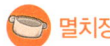 멸치장국국물
멸치 20g(10마리), 다시마 20g(1장), 물 1.6L(8컵), 국간장 1큰술

만드는 법
1. 어린 쑥을 끓는 물에 살짝 데쳐 물을 넣고 믹서기에 갈아 쑥 즙을 만든다.
2. 밀가루에 소금과 쑥 즙을 넣어 반죽을 만든다. (반죽은 위생봉투에 넣어 30분 정도 숙성한다.)
3. 찬물에 멸치와 다시마를 넣어 우려 낸 다음 불에 올려 물이 끓기 전에 멸치와 다시마를 건져 내고 멸치장국국물을 만든다.
4. 감자는 껍질을 벗긴 뒤 사방 2cm로 깍둑썰기를 하고, 호박은 깨끗이 씻어 4~5mm로 반달썰기를 한다.
5. 부추는 5cm 길이로 썰어 놓는다.
6. 멸치장국국물이 끓으면 수제비 반죽을 손으로 떼어 넣는다.
7. 6에 감자, 애호박, 부추 순으로 넣어 끓이다가 소금으로 간을 한다.

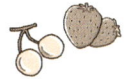

세발나물달걀말이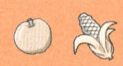

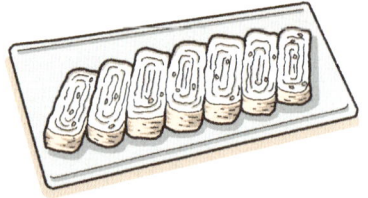

 재료

세발나물 150g, 달걀 5개, 청주 1큰술, 다시마 우린 물 1/2컵, 소금 1/2 작은술, 식용유 약간

만드는 법

1. 세발나물을 깨끗이 씻어 1cm 길이로 썬다.
2. 달걀은 곱게 풀어 체에 내린 다음 청주, 다시마 우린 물, 소금을 넣고 섞는다.
3. 팬에 식용유를 두르고 2의 달걀물을 반만 붓고 그 위에 세발나물을 고루 올린다.
4. 3을 돌돌 말다가 끝부분과 연결되도록 남은 달걀물을 붓고 세발나물을 올려 두툼하게 만다.
5. 4를 한 김 식혀 먹기 좋은 크기로 썬다.

메밀낙지전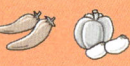

 재료

낙지 100g, 쪽파 20g, 홍고추 1개

 반죽 재료

메밀가루 1컵, 물 1컵

만드는 법

1. 낙지는 깨끗하게 손질하여 끓는 물에 살짝 데쳐 준비한다.
2. 쪽파는 5cm 길이로 썰고, 홍고추는 어슷하게 썰어 놓는다.
3. 반죽 재료를 멍울 없이 저어 반죽물을 만든다.
4. 준비된 재료를 반죽물에 섞어 부침 반죽을 만든다.
5. 기름을 두른 팬에 반죽을 펴서 얇게 앞뒤로 고루 익힌다.

새송이버섯들깨볶음

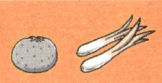

 재료
새송이버섯 2개, 대파, 소금 약간

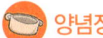 **양념장**
들깨가루 2큰술, 다시마 우린 물 1/2컵

 만드는 법
1. 새송이버섯은 먹기 좋은 길이로 채 썰어 준다.
2. 마른 팬에 1의 새송이버섯을 구워 수분을 날려 준다.
3. 새송이버섯이 충분히 구워지면 소금으로 간을 해 준다.
4. 들깨가루와 다시마 우린 물로 만든 양념장을 3에 부어 함께 볶아 익힌다.
5. 대파를 다져 넣어 마무리한다.

훈제오리봄동무침

 재료
훈제오리슬라이스 20장, 봄동 200g, 파프리카 1/2개, 쌀뜨물 2컵

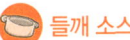 **들깨 소스**
간장 2큰술, 들깨가루 2큰술, 들기름 1큰술, 레몬즙 2큰술, 올리고당 1큰술, 올리브유 2큰술, 소금 약간

 만드는 법
1. 훈제오리슬라이스는 쌀뜨물에 데친 다음 먹기 좋은 크기로 썬다.
2. 봄동은 깨끗이 손질한 다음 2㎝ 너비로 썬다.
3. 파프리카는 곱게 채 썬다.
4. 분량의 재료를 섞어 들깨 소스를 만든다.
5. 준비한 오리고기와 채소에 들깨 소스를 넣고 버무린다.

목이버섯냉채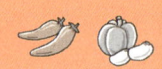

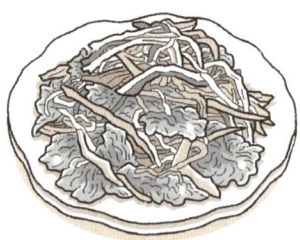

 재료

건목이버섯 5g, 오이 20g, 당근 10g, 양파 10g, 연겨자, 오렌지 주스, 호두

 양념장

연겨자 2큰술, 다진 마늘 1큰술, 오렌지 주스 2큰술, 설탕 1큰술, 식초 4큰술, 소금 1작은술

 만드는 법

1. 목이버섯은 미지근한 물에 불려 손질한다.
2. 오이는 반달 모양으로 썰어 소금에 살짝 절여 놓는다.
3. 당근은 1×3.5cm로 채 썰어 준비한다.
4. 양파는 얇게 채 썰어 준비한다.
5. 불려 손질한 목이버섯을 끓는 물에 데쳐 찬물에 헹군 뒤 물기를 뺀다.
6. 호두는 끓는 물에 데쳐 깨끗하게 전처리한 뒤 물기를 제거한다. (마른 팬에 볶으면 더 고소하다.)
7. 1~6의 재료를 볼에 담은 뒤 양념장을 넣어 잘 버무린다.

애호박구이+달래장

 재료

애호박 1개, 소금 약간, 식용유 약간

 양념장

달래 100g, 진간장 4큰술, 다시마 우린 물 1큰술, 설탕 1작은술, 참기름, 깨소금 1큰술, 다진 마늘 1/2큰술, 고춧가루 1작은술

 만드는 법

1. 애호박을 4mm 두께로 얇게 썬 뒤 소금을 살짝 뿌려 준다.
2. 기름을 살짝 두른 팬에 1의 호박을 올려 앞뒤로 구워 준다.
3. 분량의 양념장 재료를 고루 섞어 달래 양념장을 만든다.
4. 구운 호박을 접시에 담고 양념장을 곁들인다.

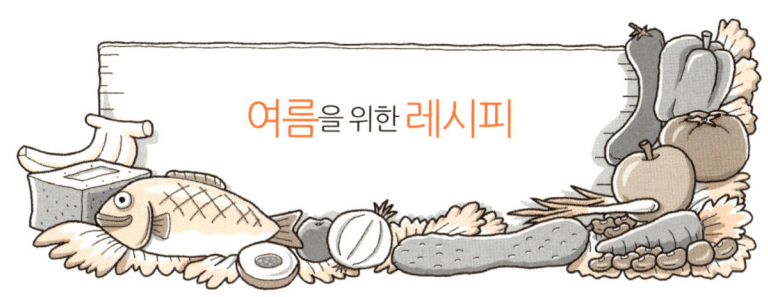

여름을 위한 레시피

	아침	점심	저녁
1일	콩나물맑은국 달걀말이 / 애호박나물 가자미간장무조림 / 오이소박이	근대된장국 / 닭갈비 쌈채소+저염쌈장 마늘종건새우볶음 / 배추김치	순두부찌개 **꽈리고추돈육커틀릿** 오이도라지생채 파래김무침 / 배추김치
2일	얼갈이된장국 / 모듬장조림 참나물생채 / 버섯잡채 배추김치	**메밀묵냉국** / 생선전 고사리나물 / 참외생채 그린샐러드+요거트드레싱	북어국 / 제육볶음 가지나물 / 청포묵무침 쪽파생채
3일	미역국 / 삼치구이 죽순볶음 / 연근완자전 나박김치	삼계탕 / 아삭이고추무침 단호박찜 / 부추생채 깍두기	열무된장국 / **고구마영양밥** 조기찜 / 옥수수야채전 취나물무침
4일	우엉들깨탕 / 껍질콩돼지고기볶음 콩나물매콤무침 / 멸치볶음 배추김치	콩국수 / 찐만두 **방울토마토샐러드** 배추김치	쇠고기뭇국 / 병어감자조림 파프리카월남쌈 시금치나물 / 배추김치
5일	홈메이드토마토주스 샌드위치 / 볶음견과류 플레인요거트	감자맑은국 / 고등어조림 호박잎+쌈장 스틱채소 / 매실장아찌무침	가지냉국 / 두부구이 **표고버섯탕수** 마늘종무침 / 오이소박이
6일	오징어쑥갓국 / 달걀찜 어묵완두콩조림 꽈리고추찜 / 그린샐러드	바지락뭇국 채소김밥 **돼지고기숙주우동볶음** 참외생채 / 수박주스	된장찌개 가자미구이 / 애호박나물 도토리묵무침 / 배추김치
7일	미역국 / 닭가슴살야채볶음 오징어실채무침 우엉채조림 / 깻잎지	냉메밀국수 / 잔멸치주먹밥 채소무쌈말이 배추김치	육개장 / **조갯살두부채소전** 마늘종건새우볶음 아삭이고추무침 / 깍두기

표고버섯탕수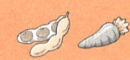

 재료
표고버섯 1kg, 청피망/ 홍피망 각 1개, 파프리카 1개, 양파 1/2개, 튀김가루 2컵, 달걀흰자 1개분, 얼음물 2컵, 식용유 적당량

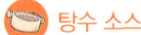 **탕수 소스**
물 2컵, 설탕 1컵, 식초 2컵, 간장 1/2컵, 녹말가루 2큰술, 레몬슬라이스 1개분, 후춧가루 약간

만드는 법
1. 표고버섯은 키친타월로 살살 닦은 뒤 밑동을 자르고 2~4등분한다.
2. 1에 튀김가루를 넣고 살살 버무린다.
3. 청피망, 홍피망, 파프리카, 양파는 한입 크기로 네모지게 썬다.
4. 튀김가루와 달걀흰자, 얼음물을 섞어 튀김 반죽을 만든 뒤 1을 넣고 버무린다.
5. 165℃로 예열한 식용유에 4를 넣고 바삭하게 튀겨 기름기를 뺀다.
6. 분량의 탕수 소스 재료를 중간 불에서 되직하게 끓인 뒤 3을 넣고 한소끔 더 끓인다.
7. 소스를 함께 부어 제공하거나 따로 곁들인다.

조갯살두부채소전

 재료
조갯살 1컵, 두부 1모, 다진 채소(당근, 양파, 애호박, 부추 등) 1컵, 우리밀 밀가루 1컵, 달걀 3개, 물, 소금, 후춧가루, 식용유 약간

 만드는 법
1. 조갯살은 옅은 소금물에 살살 씻은 뒤 물기를 뺀다.
2. 두부는 칼등으로 곱게 으깬 뒤 면포에 감싸 물기를 꼭 짠다.
3. 으깬 두부와 다진 채소, 밀가루, 조갯살을 고루 섞어 반죽을 만든 뒤 소금, 후춧가루로 간해 한입 크기로 동글납작하게 빚는다.
4. 곱게 푼 달걀물에 3을 담가 옷을 입힌 후 식용유를 두른 팬에 올려 앞뒤로 노릇하게 굽는다.

꽈리고추돈육커틀릿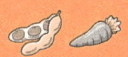

 재료
꽈리고추 20개, 돼지고기(다짐육) 200g, 찹쌀가루 5큰술

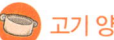 **고기 양념**
간장 1큰술, 청주 1큰술, 다진 마늘 1작은 술, 후춧가루 약간

 만드는 법
1. 꽈리고추는 씻어 꼭지를 떼고 가운데에 칼집을 낸다.
2. 돼지고기는 고기 양념에 버무려 1의 칼집 사이에 조금씩 넣는다.
3. 찹쌀가루와 우리밀 밀가루를 섞어 1의 꽈리고추에 옷을 입히고 달걀물과 빵가루를 각각 두 번씩 듬뿍 묻혀 튀김옷을 입힌다.
4. 160℃로 달군 튀김 기름에 3의 꽈리고추를 넣고 바삭하게 튀긴다.

고구마영양밥

 재료
생표고버섯 30g, 새송이버섯 100g, 호박고구마 100g, 현미 85g, 현미찹쌀 55g, 물 300mL

 만드는 법
1. 쌀은 잘 씻어 3~4시간 정도 불린다.
2. 생표고버섯과 새송이버섯은 밑동 부분을 정리하고 가로세로 1.5㎝ 크기로 썬다.
3. 호박고구마는 껍질을 대충 벗겨 잘 씻어 가로세로 1.5㎝ 크기로 깍둑썰기한 후 찬물에 담가 녹말기를 뺀다.
4. 밥솥에 1~3의 재료를 고루 섞어 담고 밥물을 부어 밥을 지은 후 양념장을 곁들인다.

메밀묵냉국

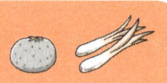

 재료

메밀묵 1모(350g), 노란색 파프리카 1개, 열무김치 100g, 구운 김 3장

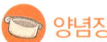 **양념장**

간장 1작은술, 다진 마늘 1작은술, 다진 파 1큰술, 맛술 1큰술, 참기름 1작은술

 멸치 냉국

국물용 멸치 12마리, 청주 2큰술, 맛술 2큰술, 간장 1큰술, 생수 8컵, 소금 약간

 만드는 법

1. 메밀묵은 나무젓가락 굵기 5㎝ 길이로 썬다.
2. 노란색 파프리카는 반으로 가른 뒤 씨를 빼 곱게 채 썬다.
3. 열무김치는 건지만 준비해 송송 썬다.
4. 볼에 1~3을 넣고 준비한 양념장을 부어 맛이 배도록 조물조물 무친다.
5. 냄비에 멸치를 볶다가 생수를 붓고 끓으면 청주, 맛술, 간장, 소금으로 간하여 국물을 만든다.
6. 5를 면포에 거른 후 냉장고에 넣어 냉국을 만든다.
7. 그릇에 4의 묵무침을 담고 6의 냉국을 붓는다.

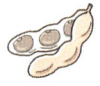

방울토마토샐러드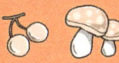

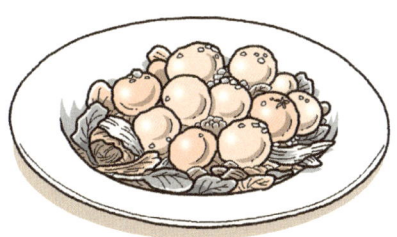

 재료

방울토마토 15개

 샐러드 소스

다진 양파 2큰술, 바질가루 1작은술, 다진 파슬리 1작은술, 소금 1작은술, 후춧가루 약간, 레몬즙 2큰술, 올리브유 3큰술

 만드는 법

1. 방울토마토는 꼭지를 떼어 내고 깨끗이 씻어 열십자 모양으로 칼집을 내 준비한다.
2. 끓는 물에 1의 방울토마토를 넣어 굴리면서 데친 뒤 찬물에 담가 껍질을 제거한다.
3. 분량의 샐러드 소스를 섞어 2의 방울토마토에 넣고 잘 섞어 준다.
4. 냉장고에 숙성하여 차갑게 먹으면 더욱 맛이 좋다.

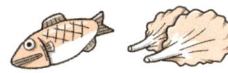

돼지고기숙주우동볶음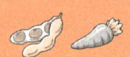

 재료
돼지고기 뒷다리살 300g, 숙주 200g, 우동 면 300g, 적양배추 2장, 대파 1/3대, 마늘 3쪽, 식용유 약간

밑간
간장 1.5큰술, 레몬즙 1큰술, 설탕 1큰술, 후춧가루 약간

 양념장
간장 1큰술, 청주 1큰술, 맛술 2큰술, 소금 약간

 만드는 법
1. 돼지고기는 1×1×6㎝ 굵기로 채 썬다.
2. 1에 분량의 재료로 밑간한다.
3. 숙주는 손질해 씻은 후 물기를 제거한다.
4. 적양배추, 대파, 마늘은 굵게 채 썬다.
5. 우동 면은 쫄깃하게 삶아 찬물에 헹군 뒤 물기를 뺀다.
6. 팬을 뜨겁게 달군 뒤 식용유를 두르고 돼지고기를 볶다가 3, 4의 재료를 넣는다.
7. 6에 삶은 우동 면과 분량의 양념장을 넣고 재빨리 볶는다.

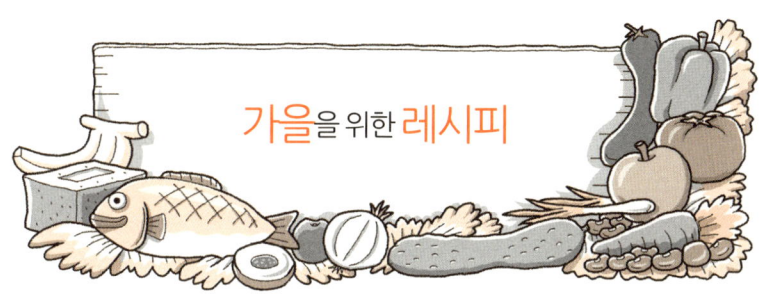

가을을 위한 레시피

	아침	점심	저녁
1일	아욱된장국 / 두부조림 고구마줄기볶음 미역자반볶음 / 배추김치	호박고추장찌개 / **파프리카전** 노각생채 / 멸치아몬드볶음 배추김치	연포탕 / 전어구이 잡채 / 고사리나물 갓김치
2일	전복죽 / 쇠고기장조림 새송이버섯무침 브로콜리볶음 / 나박김치	**토란대들깨육개장** 고등어양념구이 / 부추생채 무나물 / 배추김치	얼갈이된장국 오징어콩나물찜 / 배추전 취나물볶음 / 쪽파생채
3일	미역탕 / 갈치구이 가지나물 **건새우곤약감자조림** 치커리단감생채	근대된장국 / 유린기 애호박나물 / 고춧잎나물무침 도토리묵+양념장	꽃게탕 / 쇠고기파산적 마구이+발사믹소스 숙주나물 / 배추김치
4일	단호박스프 / 바나나토스트 리코타치즈샐러드 달걀오믈렛	콩나물무채국 / 꽁치조림 불고기샐러드 더덕구이 / 오이소박이	미소장국 / 닭가슴살달걀볶음밥 파프리카피클 잔멸치꽈리고추볶음 / 배추김치
5일	대구지리 / 완자전 청포묵야채무침 오이나물 / 배추김치	팽이버섯맑은국 **순두부강된장** / 양배추쌈 호박고지들깨볶음 / 무생채	우거지된장국 / 숙채비빔밥 매실고추장 / 조기구이 배추김치
6일	바지락뭇국 / 두부구이 시래기지짐 / 북어채무침 배추김치	시금치된장국 / 사과카레볶음 돈가스샐러드 연근피클 / 배추김치	브로콜리스프 / **연어스테이크** 방울토마토 / 고구마샐러드 채소무쌈말이
7일	밤라떼 / 호박설기 닭살구운야채샐러드 과일(사과)	오징어배춧국 **돼지고기데리야끼조림** 애호박전 / 콩나물볶음 간장깻잎지	열무된장국 갈치감자조림 궁중떡볶음 / 쑥갓나물 배추김치

파프리카전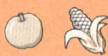

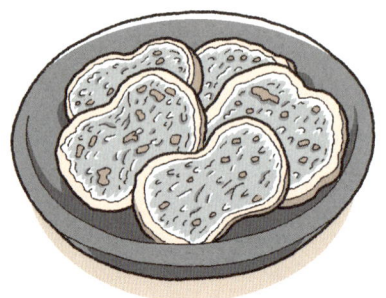

 재료

돼지고기(다짐육) 200g, 쇠고기(다짐육) 200g, 미니 파프리카 8개, 두부 1/2모, 밀가루 1/2컵, 달걀 5개, 소금 약간, 식용유 적당량

 양념장

간장 1큰술, 청주 1큰술, 다진 마늘 1큰술, 다진 파 1큰술, 소금, 후춧가루 약간

 만드는 법

1. 두부는 으깨서 면포에 감싸 물기를 제거하고, 양파와 당근은 잘게 다져 마른 팬에 볶아 식힌다.
2. 미니 파프리카는 세로로 반을 잘라 씨를 제거하고 안쪽에 밀가루를 뿌린다.
3. 다진 돼지고기와 쇠고기에 1의 두부와 채소, 양념장 재료를 넣은 뒤 버무려 치댄다.
4. 미니 파프리카 안쪽에 3의 반죽을 채워 넣고 모양을 다듬어 고기 면에 밀가루를 골고루 묻힌다.
5. 팬에 식용유를 두르고 4에 달걀옷을 입혀 노릇하게 부친다.

돼지고기데리야끼조림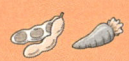

 재료
돼지고기 앞다리살 600g, 대파 3대, 양파 1개, 청주 2큰술, 쌀뜨물 3컵

조림장
간장 4컵, 생수 1/4컵, 마늘 3쪽, 청주 1/4컵, 맛술 1/4컵, 설탕 3큰술, 물엿 1큰술

 만드는 법
1. 돼지 고기는 10분 정도 찬물에 담가 핏물을 제거한 뒤 6~7㎝ 크기로 잘라 준비한다.
2. 냄비에 쌀뜨물을 붓고, 끓으면 청주를 넣은 뒤 1의 돼지고기를 살짝 데쳐 건진다.
3. 대파는 3㎝ 길이로 썰고, 양파는 링 모양을 살려 가로로 얇게 썬다.
4. 냄비에 분량의 조림장 재료를 넣고 끓으면 3의 대파와 양파, 2의 돼지고기를 넣어 센 불에서 5분 동안 졸이다 약한 불로 줄여 30분간 졸인다.
5. 졸여진 돼지고기를 얇팍하게 썬 뒤 대파와 양파를 곁들이고 국물을 끼얹는다.

건새우곤약감자조림

 재료
건새우 30g, 감자 2개, 곤약 150g, 대파 1/2대, 소금 약간

 조림장
간장 3큰술, 청주 3큰술, 맛술 3큰술, 생수 1/2컵, 다진 마늘 1작은술, 물엿 1큰술

 만드는 법
1. 건새우는 마른 팬에서 볶는다.
2. 감자는 껍질을 벗기고 씻은 뒤 납작하게 2등분해서 얇게 썬다.
3. 곤약은 끓는 물에 소금을 넣고 데쳐 감자와 같은 크기로 썰고, 대파는 송송 썬다.
4. 냄비에 생수를 붓고 끓으면 2의 감자를 넣고 나머지 분량의 조림장 재료를 모두 넣고 끓인다.
5. 4에 3의 곤약과 1의 건새우를 넣고 중간 불에서 조린다.
6. 맛이 배면 3의 대파를 넣고 버무려 그릇에 담아낸다.

토란대들깨육개장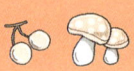

 재료

삶은 토란대 200g, 쇠고기(등심) 200g, 애호박 1/2개, 대파 3대, 들깨가루 1/4컵, 들기름 1큰술, 다진 마늘 1큰술, 국간장 2큰술, 쌀뜨물 12컵, 소금 약간

 고기 양념

다진 마늘 1작은술, 청주 2큰술

 만드는 법

1. 삶은 토란대는 찬물에 오래 담가 아린 맛을 빼고 물기를 짠다.
2. 1의 토란대를 4~5㎝ 길이로 썰고 들기름, 마늘, 국간장을 넣어 조물조물 무친다. 쇠고기는 채 썰어 고기 양념에 재운다.
3. 냄비에 토란대와 쇠고기를 넣고 볶다가 쌀뜨물을 붓고 끓인다.
4. 애호박은 반달 모양으로 썰어 넣고, 대파는 큼직하게 5㎝ 길이로 썰어 세로로 반 갈라 넣는다.
5. 토란대와 애호박이 익어 부드러운 맛이 나면 들깨가루를 넣고 끓이다가 싱거우면 소금으로 간한다.

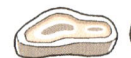

닭가슴살달걀볶음밥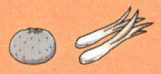

재료
밥 1공기, 달걀 1개, 우유 5큰술, 닭가슴살 50g, 양파 1/4개, 청피망 1/4개, 홍피망 1/4개, 다진 마늘 1/2작은술, 굴소스 1작은술, 소금 약간, 후춧가루 약간, 식용유 적당량

만드는 법
1. 달걀은 우유와 고루 섞어 소금과 후춧가루를 넣고 간한 뒤 체에 내린다.
2. 닭가슴살은 잘게 깍둑 썰고, 소금과 후춧가루로 버무려 밑간한 뒤 10분 정도 둔다.
3. 양파, 청피망, 홍피망은 잘게 썬다.
4. 달군 팬에 식용유를 약간 두르고 1을 부어 스크램블드에그를 만든다.
5. 팬에 식용유를 두르고 다진 마늘과 양파를 볶아 향을 낸 뒤 닭가슴살을 볶는다.
6. 닭가슴살이 익으면 다진 채소와 밥을 넣고 고슬고슬하게 볶는다.
7. 6에 굴소스와 4를 넣고 볶은 뒤 소금과 후춧가루로 간한다.

순두부강된장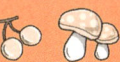

재료
돼지고기(다짐육) 300g, 순두부 200g, 된장 1/2큰술, 고추장 1/2큰술, 간장 1큰술, 쌀뜨물 3컵, 양파 1개, 대파 1대

만드는 법
1. 양파는 1cm 크기로 잘게 다지고 대파는 송송 썬다.
2. 순두부는 손으로 주물러 으깬다.
3. 냄비에 돼지고기와 된장, 고추장, 간장을 잘 섞으면서 볶다가 1의 양파와 대파를 넣고 쌀뜨물을 부어 끓인다.
4. 끓이는 도중에 2의 순두부를 넣고 잘 섞어 약한 불에서 30분 정도 졸인다.

연어스테이크

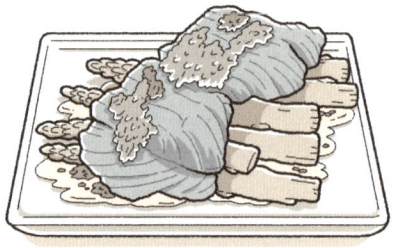

 재료

생연어(구이용) 200g, 양파 1/4개, 아스파라거스 2대, 버터 2큰술, 올리브유 약간

 타르타르 소스

다진 양파 2큰술, 다진 피클 2큰술, 마요네즈 3큰술, 레몬즙 1큰술, 소금 1/3큰술, 후추 약간

 만드는 법

1. 준비한 연어는 앞뒤로 올리브유 3큰술, 레몬즙 1큰술, 소금 1/3큰술, 후춧가루에 재워 둔다.
2. 달군 팬에 버터 2큰술을 넣고 채 썬 양파와 살짝 데쳐 놓은 아스파라거스를 구워 가니쉬로 준비한다.
3. 양파와 아스파라거스로 향을 낸 버터에 연어를 얹어 굽는다.
4. 타르타르 소스 재료를 넣어 소스를 만든다.
5. 접시에 연어스테이크를 담고 가니쉬로 장식한 후 타르타르 소스를 곁들인다.

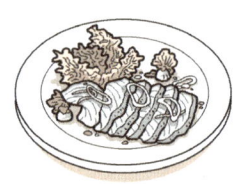

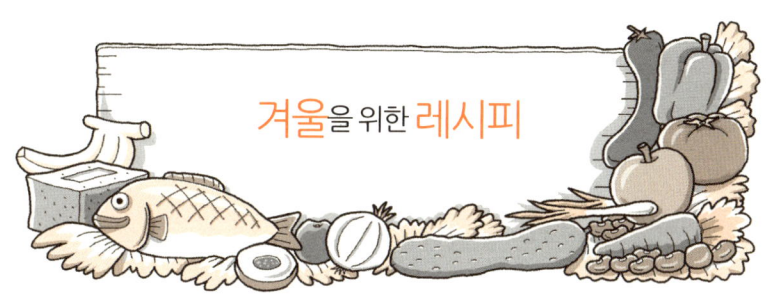

겨울을 위한 레시피

	아침	점심	저녁
1일	쇠고기뭇국 / 달걀찜 북어채무침 / 시금치나물 배추김치	얼갈이된장국 / 고등어구이 낙지버섯볶음 / 무생채 양상추샐러드+드레싱	닭개장 / 꼬막양념무침 **팽이버섯달걀쪽파전** 참나물무침 / 깍두기
2일	시래기된장국 / 두부구이 굴무밥+양념장 **단감생채** / 파래김무침	콩비지찌개 / 조기구이 도토리묵무침 고사리나물 / 깍두기	홍합탕 / 돼지고기야채볶음 곰피쌈+초장 애호박전 / 배추김치
3일	콩나물얼큰국 / 가자미무조림 소고기오이볶음 멸치견과류볶음 / 배추김치	매생이국 / 고추전 **맛조개숙주구이** 도라지생채 / 배추김치	근대된장국 / 오징어볶음 고추잡채+꽃빵 그린샐러드+요거드레싱 오이소박이
4일	북어국 / 닭살장조림 건취나물볶음 꽈리고추찜 / 배추김치	우동 / 유부초밥 **브로콜리된장무침** 저염무초절임	생태탕 / 불고기 메밀묵무침 구이김+양념장 / 쪽파생채
5일	미더덕된장국 / 갈치구이 쑥갓나물 / 메추리알조림 배추김치	순두부찌개 / **닭된장조림** 가지나물 / 영양부추샐러드 배추김치	미역국 / 꼬막비빔밥 생선전 / 고구마맛탕 백김치
6일	황태감자들깨탕 **두부스테이크** 마늘종건새우볶음 콩나물무침 / 배추김치	떡국 / 대하찜 연근조림 / 참나물무침 나박김치	배추된장국 / 낙지볶음 파래전 / 시금치겉절이 깍두기
7일	굴채소죽 / 쇠고기장조림 느타리쪽파무침 잔멸치감자조림 / 나박김치	팽이버섯된장국 / 호두카레볶음 새우월남쌈+칠리소스 배추김치	오징어쑥갓국 / 배추김치 **소고기채소말이+유자드레싱** 잡채 / 애호박나물

팽이버섯달걀쪽파전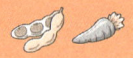

 재료

팽이버섯 80g, 달걀 2개, 쪽파 3뿌리, 우유 1큰술, 청주 2큰술, 녹말가루 1큰술, 부침가루 1/3컵, 다시마 우린 물 5큰술, 소금 약간, 식용유 적당량

만드는 법

1. 팽이버섯은 밑동을 잘라 내고 길이의 반을 자른 뒤 물에 흔들어 씻고 물기를 털어 놓는다.
2. 1의 팽이버섯에 녹말가루를 뿌려 버무린다.
3. 달걀은 깨뜨려 체에 내린 후 우유와 청주를 넣어 잘 섞는다.
4. 볼에 부침가루와 다시마 우린 물, 3의 달걀을 담고 고루 반죽해 소금으로 간한다.
5. 4에 2의 팽이버섯과 1cm 길이로 썬 쪽파를 넣어 섞는다.
6. 팬을 뜨겁게 달궈 식용유를 두른 후 5를 한 숟가락씩 떠서 노릇노릇하게 부친다.

두부스테이크

 재료

두부 1모, 다진 채소(양파, 당근, 피망 등) 10g씩, 달걀노른자 1개, 쌀가루 3큰술, 소금 약간, 후춧가루 약간

 만드는 법

1. 곱게 으깬 두부의 물기를 꼭 짠 뒤 큰 볼에 다진 채소, 쌀가루, 소금과 함께 넣고 한 덩이가 되도록 잘 치댄다.
2. 1의 반죽을 지름 7cm 정도로 동그랗게 빚은 뒤 납작하게 만들어 달군 팬에 식용유를 두르고 노릇하게 구워 낸다.

브로콜리된장무침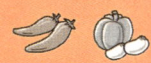

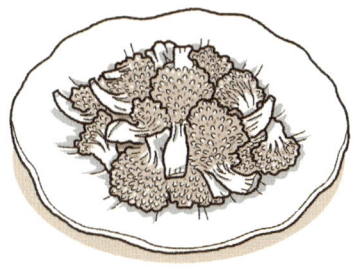

 재료
브로콜리 1송이, 소금 1큰술

 양념장
집된장 1과 1/2큰술, 다진 마늘 1작은술, 들기름 1큰술, 들깨가루 약간

 만드는 법
1. 브로콜리 줄기에 달려 있는 송이를 떼어 낸 뒤 깨끗이 씻어 준비한다.
2. 팔팔 끓는 물에 소금을 넣고 브로콜리 송이를 살짝 데쳐 채반에 받쳐 놓는다.
3. 볼에 브로콜리와 양념장 재료를 넣어 조물조물 무쳐 낸다.

맛조개숙주구이

 재료
맛조개 150g, 숙주 50g, 양파 조금, 대파 1/2대, 마늘 2쪽, 마른 홍고추 1개, 소금 약간, 후추 약간, 식용유 적당량

 만드는 법
1. 맛조개는 살만 발라 소금물에 살짝 헹궈 분량의 재료로 밑간을 한다.
2. 숙주는 씻어 건지고, 대파는 송송 썬다. 마른 홍고추는 가위로 가늘게 자른다.
3. 마늘은 얇게 자르고, 양파는 곱게 채 썬다.
4. 팬에 식용유를 두르고 2, 3을 넣고 볶다가 조갯살과 숙주를 넣는다.
5. 숙주가 숨이 살짝 죽으면 소금과 후춧가루로 간을 한다.

닭된장조림

재료
닭고기(볶음용) 150g, 감자 1개, 대파 1/2대, 부추 150g

멸치 국물
국물용 멸치 10마리, 다시마 4×5cm 한 장, 생수 1컵, 청주 1작은술, 맛술 1작은술, 간장 1큰술

된장 양념
된장 1작은술, 다진 마늘 1작은술, 쌀조청 1/2작은술, 참기름 2큰술

만드는 법
1. 감자는 껍질을 벗겨 반으로 자르고, 대파는 3cm 길이로 썬다. 부추는 다듬어 씻은 다음 물기를 턴다.
2. 끓는 물에 부추를 데친 뒤 찬물에 헹궈서 물기를 짠다.
3. 분량의 재료로 멸치 국물을 끓인 뒤 멸치와 다시마는 건져 낸다.
4. 분량의 재료로 만든 된장 양념을 닭고기와 감자에 버무린다.
5. 냄비에 멸치 국물을 붓고 끓으면 닭고기, 감자, 대파를 넣고 끓인 후 데친 부추를 얹는다.

단감생채

재료
단감 5개, 고춧가루 1큰술, 설탕 1큰술, 식초 1큰술, 소금 1큰술, 다진 파 1큰술, 다진 마늘 1/2큰술, 깨소금 1/2큰술

만드는 법
1. 단단한 단감의 껍질과 씨를 제거한 뒤 채 썰어 준비한다.
2. 볼에 단감을 담고 분량의 생채 양념을 넣어 조물조물 무쳐 낸다.

쇠고기채소말이+유자드레싱

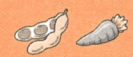

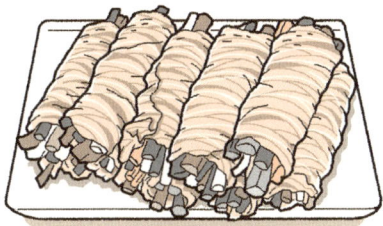

재료
쇠고기 80g, 마늘종 40g, 당근 20g, 노란색 파프리카 1/2개, 부추 약간

양념장 재료
다진 마늘 1/3작은술, 소금 1/5작은술, 후춧가루 약간, 참기름 1/3작은술, 식용유 약간

유자 드레싱
유자청 1큰술, 레몬즙 1큰술, 올리브유 1큰술

만드는 법
1. 마늘종과 부추는 끓는 소금물에 데쳐 찬물에 헹궈 준비하고 당근과 노란색 파프리카는 채 썬다.
2. 쇠고기는 양념장 재료로 밑간한 뒤 식용유를 두르고 굽는다.
3. 2의 쇠고기에 1의 채소를 올린 뒤 둥글게 말고, 데친 부추로 가운데를 묶는다.
4. 분량의 드레싱 재료를 블랜더를 이용하여 섞어 준다.

뇌혈관 전문의사 허준의
뇌졸중 이야기

지은이 | 허준
펴낸이 | 박상란
1판 3쇄 | 2017년 7월 25일

펴낸곳 | 피톤치드
교정교열 | 김동화   디자인 | 황지은
경영 · 마케팅 | 박병기

출판등록 | 제 387-2013-000029호
등록번호 | 130-92-85998
주소 | 경기도 부천시 원미구 수도로 66번길 9, C-301(도당동)
전화 | 070-7362-3488
팩스 | 0303-3449-0319
이메일 | phytonbook@naver.com

ISBN | 979-11-86692-08-0 (13510)

「이 도서의 국립중앙도서관 출판예정도서목록(CIP)은 서지정보유통지원시스템 홈페이지(http://seoji.nl.go.kr)와 국가자료공동목록시스템(http://www.nl.go.kr/kolisnet)에서 이용하실 수 있습니다.(CIP제어번호: CIP2017013026)」

※ 가격은 뒤표지에 있습니다.
※ 잘못된 책은 구입하신 서점에서 바꾸어 드립니다.